AF313986

OUVRAGES DU MÊME AUTEUR

MONOGRAPHIE NOUVELLE DES SANGSUES, un vol. in-8°
de 500 pages, avec atlas de 107 figures dont 75
en couleur. — Prix : 9 fr.

Un ouvrage précédent, sur le même sujet, a reçu de la Société d'Encouragement de Paris une médaille de 500 francs.

LE LIVRE DES GARDES-MALADES, deuxième édition. Bourg
1860. — 'Prix : 1 fr.

DU CHARLATANISME EN MÉDECINE ET EN PHARMACIE dans la
période moyenne du 19ᵉ siècle. Extrait d'un ouvrage
inédit couronné par la Société impériale de Médecine
de Lyon (médaille d'or). — Prix : 1 fr. 50.

JOSEPH ET PAULINE, Lettres sur l'hygiène et l'économie
domestique, ouvrage couronné (médaille d'or) et
publié par la Société académique de Saint-Quentin.
— Prix : 1 fr. 25 c.

LE Dʳ PAULY, avis sur la conservation de la santé,
ouvrage mentionné honorablement par l'Académie
impériale de Médecine de Paris et couronné (médaille de 300 fr.) par l'Académie impériale de
Rouen. — Prix : 60 c.

SOUS PRESSE :

DES FOURMIS, observations sur l'intelligence et les mœurs
de ces insectes. Brochure in-8°. Extrait des annales
d'histoire naturelle de la bibliothèque universelle
de Genève.

LA FLORE MÉDICALE DES FAMILLES. Extrait du Sud-Est,
Grenoble.

A PARAITRE :

MONOGRAPHIE DE L'HÉLICE VIGNERONNE et TRAITÉ DES LIMAÇONS
au point de vue de l'alimentation, de la médecine, de
la pharmacie et de l'agriculture.

LE
MÉDECIN
DANS LA FAMILLE

LE
MÉDECIN
DANS LA FAMILLE
OU
DU ROLE BIENFAISANT

QUE LE MÉDECIN DEVRAIT ET POURRAIT REMPLIR

DANS LA FAMILLE.

Par le docteur E. EBRARD

Lauréat: de la Société d'Encouragement de Paris, de l'Académie impériale de Rouen, de la Société de Médecine de Lyon, de la Société académique de St-Quentin et de la Société impériale de Vaccine; mentionné honorablement par l'Académie impériale de Médecine: Membre honoraire ou Correspondant de plusieurs Académies, de la Société de Biologie, etc.;

Ex-Médecin de l'Institut professionnel de Sujurieux et de l'Hospice de la Charité de Bourg.

Ouvrage couronné (Médaille d'or) et publié par la Société d'Émulation de Cambrai.

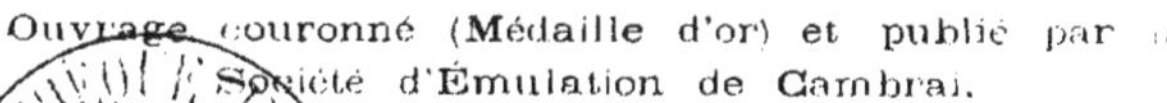

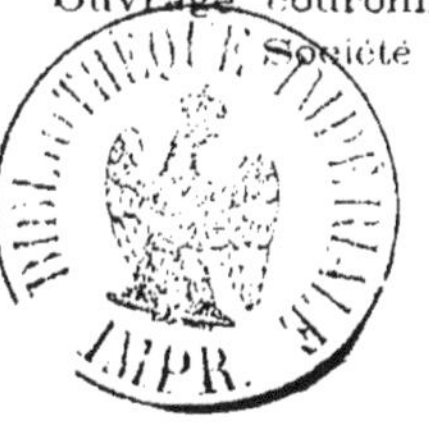

« La raison voit dans la science un instrument de bienfaisance et de charité, elle condamne le médecin qui, pouvant semer tant de bienfaits autour de lui, garde captives en son intelligence égoïste, les lumières d'une science stérile.

(Déontologie médicale.)

—

PARIS

E. DENTU, ÉDITEUR-LIBRAIRE

Palais-Royal, Galerie d'Orléans, 13-17.

—

SIMON, Imp.-Lib., rue St-Martin. 18. CAMBRAI.

1861

A L'ASSOCIATION MÉDICALE DE L'AIN

MESSIEURS ET HONORÉS CONFRÈRES,

Permettez-moi, au moment où cet opuscule va paraître, de le mettre sous votre patronage, d'invoquer en sa faveur la bienveillance fraternelle qui a présidé à la création de votre Société, de faire appel à l'amitié de vieille date qui me lie avec plusieurs d'entre vous.

Ne m'accusez pas de présomption si j'ai essayé, sans que la science, les services rendus ou les cheveux blancs m'aient acquis l'autorité nécessaire, de parler des devoirs qu'impose la profession médicale.

L'initiative de ce travail ne m'appartient pas ; elle doit être rapportée à la Société d'Emulation de Cambrai qui a mis au concours la question dont il traite, et c'est vous mêmes, honorés confrères et amis, qui m'avez décidé, en rendant la tâche facile, à essayer de l'accomplir.

Un sculpteur de l'antiquité, le célèbre Praxitèles, ayant entrepris la statue de la déesse de la beauté, fit poser devant lui un grand nombre de jeunes filles, les plus belles de la Grèce ; il reproduisit : de l'une, les plis ondoyants de la chevelure ; d'une autre la courbe gracieuse des sourcils...., et de la réunion des charmes physique empruntés à chacune, il forma un tout homogène qui excitait l'admiration. Imitant cet exemple dans la mesure de mes forces, j'ai cherché à prendre à chacun de vous ses qualités les plus éminentes : à celui-ci, mon ancien professeur d'anatomie, son désintéressement ; à celui-là son dévouement ; à l'un, son intelligence des souffrances morales ; à l'autre, sa parole sympathique si pleine de consolation pour les malades ; à un cinquième, son amour pour l'étude....; réunissant ensuite toutes ces qualités, j'ai composé un ensemble que je propose pour modèle aux jeunes médecins.

Vos actes, honorés confrères, m'ont souvent servi de leçons. J'en citerai un exemple tout récent. Dans un de ces derniers jours, je me disposais à sortir, lorsque je vis entrer dans mon cabinet une femme âgée, couverte des vêtements de la misère et de la malpropreté. Elle me pria de lui arracher des cils qui se renversaient en dedans de la paupière et irritaient l'œil. « J'ai en ce moment peu de temps à moi, lui répondis-je, et mes instruments ne sont pas ici ; adressez-vous à un autre médecin. — Bon Dieu ! s'écriat-elle, que vais-je devenir ? J'ai besoin de mes yeux pour gagner mon pain, et **M.** Hernandez qui m'arrache les cils tous les dix jours depuis cinq ans, est maintenant malade. » Ainsi je venais de répéter pour un seul jour l'œuvre charitable que l'un de mes confrères accomplissait par pur dévouement plusieurs fois chaque mois et cela depuis cinq ans.

Cet enseignement dont j'ai été à même d'apprécier le bienfait, pourquoi ne le transmettrai-je pas à autrui? Plusieurs de mes conseils ont, d'ailleurs, été empruntés aux ouvrages de deux médecins non moins renommés par leur talent d'observation que par leur érudition : au Médecin des Villes et des Campagnes, par M. le docteur Munaret, et surtout à la Déontologie médicale, par M. le docteur Max Simon.

J'ai lu aussi avec fruit le Manuel de Charité, par M. l'abbé Mullois.

Veuillez agréer ces explications et me croire votre tout dévoué confrère.

Bourg, le 1ᵉʳ mai 1861.

RAPPORT FAIT EN 1860

A LA SOCIÉTÉ D'ÉMULATION DE CAMBRAI

SUR SON CONCOURS DE PHILOSOPHIE MORALE

Par M. Alc. **WILBERT**, Président de cette Société.

Messieurs,

Vous avez mis à votre concours de Philosophie morale une question qui a été ainsi posée dans votre programme :

« Quel est, quel devrait et quel pourrait être le rôle « du médecin dans la famille en général, et particu- « lièrement dans la classe ouvrière ? »

Et un seul mémoire vous a été adressé. L'éloge qu'en ont fait ceux d'entre vous, messieurs, qui l'ont examiné aussitôt, a été si soudainement unanime, que lorsqu'il s'est agi de le renvoyer à votre commission des lettres, tout le monde s'est accordé à penser que le jugement à porter pourrait être rendu par la Société toute entière et, appelés à vous prononcer dans une séance générale, vous avez décerné à son auteur une médaille d'or.

Pour justifier, messieurs, l'honneur que vous m'avez

fait dans cette circonstance, de me charger du soin de motiver votre jugement, je me bornerai à rappeler, par une analyse sommaire, les différents mérites de ce mémoire.

Des divers objets de la philosophie celui, messieurs, dont on a le plus constamment reconnu l'importance est, sans contredit, l'étude des mœurs qui servent à expliquer les lois et sans lesquelles les lois sont impuissantes. Au point de vue politique ou social la loi qui résume toutes les autres est celle du progrès. Cette loi, messieurs, n'exclut pas la tradition, comme on s'efforce parfois de l'insinuer, elle y voit, au contraire, un moyen de déterminer les diverses étapes que l'on a faites et de constater, sinon celles qui restent à faire, ce que l'on n'osera jamais essayer, du moins celles auxquelles on est arrivé et les premières auxquelles on arrivera.

C'est dans ce but, messieurs, que vous avez ouvert et que vous continuerez d'ouvrir des concours de philosophie morale, et ces concours ne vous ont jamais donné, ne vous donneront jamais d'autre peine que celle du choix d'une question à résoudre parmi d'innombrables questions à traiter.

L'auteur du mémoire dont j'ai à rendre compte a vu, comme vous, messieurs, dans le dernier sujet que vous avez choisi, une question sociale, et pour ne négliger aucune des considérations qu'elle devait amener, il a fait du rôle du médecin un sacerdoce en voyant dans la médecine une des formes de la charité.

Il aurait pu prendre pour épigraphe les premières

lignes de son dixième chapitre, dans lequel il dit à
ses jeunes collègues :

« En vous présentant la carrière médicale comme
« une profession exigeant un dévouement de tous les
« instants, je n'ai invoqué d'autre mobile que le senti-
« ment du devoir, je ne vous ai montré d'autre
« récompense que le contentement de vous-mêmes,
« c'est que je ne connais pas d'autres mobiles, d'autres
« récompenses plus à la hauteur de votre mission. »

Médecin lui-même et, comme il le dit dès les premières lignes de son *Introduction*, obligé par la faiblesse
de sa santé d'abandonner de bonne heure la carrière
médicale, il a souvent regretté, en jetant un regard en
arrière, de n'avoir pas agi avec assez de dévouement,
de n'avoir pas fait tout le bien qu'il aurait pu faire,
et, sans qu'il le dise également, on peut compléter sa
pensée en reconnaissant qu'il a pu être empêché par
une double considération : le besoin de n'attendre
que de lui-même une existence honorable et le peu
de loisirs qu'a dû lui laisser le temps que récla-
maient ses malades. Les précautions à prendre pour
amener ceux qu'il traite à reconnaître par un juste
salaire, les soins qu'il leur donne, ne doivent pas être
un des moindres soucis du médecin. Vous connaissez
tous, messieurs, cet adage qui, déjà bien vieux, n'a
pas cessé d'être toujours vrai : *Præmia cum poscit
medicus satan est,* on ne voit plus dans le médecin
que l'ange du mal lorsqu'il s'agit de régler ce qu'on
lui doit ; et, quant aux loisirs qui lui restent, il n'a
peut-être pas tout à fait tort de croire que les avouer,

c'est déclarer qu'il n'est pas aussi occupé qu'il pourrait l'être, c'est amener à penser que la confiance qu'il inspire est plus restreinte qu'il ne doit le désirer.

Quant au bien que le médecin peut faire, l'auteur doit l'avoir fait, messieurs, si l'on en juge par cette idée qu'il en a :

« Le soin des malades a d'abord quelque chose
« de pénible, mais bientôt on s'y habitue, on s'y attache,
« on y trouve je ne sais quel attrait, on se passionne
« parce qu'il donne ces joies mystérieuses, profondes,
« qui sont la véritable vie de l'âme, » et les exemples qu'il trouve pour le prouver sont inspirés par l'amour de l'humanité, par l'idée du devoir qui doit dominer les impulsions de l'égoïsme; ils attestent que beaucoup de médecins, autres que les Fouquier, les Dupuytren et les Récamier, après avoir acquis une fortune considérable, ont préféré les fatigues de l'étude et de l'exercice de la médecine avec les compensations qu'ils amènent, aux douceurs du repos le plus honorablement acquis.

En parlant du dévouement poussé jusqu'à l'abnégation, l'auteur avait un admirable type à prendre dans un chef-d'œuvre de l'un de nos premiers romanciers, « le médecin de campagne de Balzac, » et il s'est bien gardé de le laisser échapper :

« Balzac, dit-il à ses collègues, nous montre un
« médecin de campagne, faisant le bonheur des habi-
« tants de tout un pays, en augmentant leur bien-
« être, en déterminant leur amélioration morale ; il
« nous le représente aimé et respecté par tous. Peut-
« être obéissant au sentiment d'enthousiasme naturel

« à la jeunesse, avez-vous envié le même sort ? Il est
« entre vos mains, pour augmenter le bien - être
« physique et moral de ceux qui vous entourent, pour
« répandre le bonheur, pour être aimé et considéré
« de tous, vous n'avez nul besoin de la richesse que
« le romancier prête au docteur Benassis, vous n'avez
« nul besoin d'être maire, d'introduire dans le pays
« des industries nouvelles, des méthodes plus ration-
« nelles d'agriculture ; la pratique de la médecine
« vous en offre à elle seule les moyens ; soyez médecins
« dévoués et bienfaisants.

« Soyez médecins dévoués et bienfaisants, permettez-
« moi de vous le dire, si vous croyez que l'homme a
« été créé en vue d'une autre destinée que la vie
« d'ici-bas, car de même que le Christ nous montre
« un maître punissant le serviteur qui n'a pas fait
« fructifier le talent qui lui a été confié, de même
« vous aurez à rendre compte de la puissance de faire
« le bien qui vous a été donnée ; soyez médecins dévoués
« et bienfaisants, laissez-moi vous le dire encore, et
« lorsque vous arriverez à la fin de votre journée,
« le souvenir des services que l'on vous devra, du
« devoir religieusement accompli, vous en rendra
« l'approche moins redoutable. »

Vous pouvez, messieurs, par cette citation, dont
vous n'aurez pas, je l'espère, à me reprocher l'étendue,
avoir une idée exacte du mémoire qui a été envoyé
à notre concours : les considérations dans lesquelles son
auteur est entré ont toutes eu pour objet d'amener

les réflexions qui le terminent. Une analyse sommaire
va vous le prouver :

« Les parents du malade, dit-il dans son chapitre
« 1ᵉʳ, cherchent-ils dans ses antécédents, comme cela
« a lieu d'ordinaire, la justification de leur indiffé-
« rence, je vous engage à ne pas cesser vos efforts
« pour leur inspirer de meilleurs sentiments. Evoquez
« l'exemple fréquent d'hommes jusques-là mauvais
« maris, mauvais pères, qui ont été touchés, étant
« malades, par le dévouement de leurs femmes et de
« leurs enfants, et se sont montrés désormais excellents
« pères de famille.

« C'est surtout le pauvre que vous devez écouter
« avec bienveillance. Donnez-lui cette satisfaction, dont
« il sera bien heureux et reconnaissant, de croire
« que ses paroles arrivent à un cœur qui les comprend,
« qui y compatit....

« Redoublez de zèle quand la longueur de la maladie
« désole le malade, quand la crainte de la mort vient
« ajouter à ses souffrances de cruelles appréhensions.
« Que votre cœur soit alors ingénieux à trouver des
« paroles de consolation, à ranimer l'espérance qui se
« lasse ou s'éteint.

« Fréquemment les maladies ont été amenées ou
« bien sont entretenues ou aggravées par les peines du
« cœur, par les inquiétudes ou par les remords. L'homme
« qui renferme en lui-même le chagrin ou les remords,
« les exagère ou en augmente l'amertume.

« Laissez donc la voix du prêtre arriver à vos
« malades, elle les consolera ; elle ajoutera à l'espérance

« de la vie d'ici-bas qui chancelle, la perspective d'une
« autre vie. »

Et l'on ne doit voir que le développement de ces
sages préceptes dans les neuf autres chapitres qui ont
pour objet de prouver que la médecine n'est souvent qu'une forme de la charité ; que, dans les
familles où on l'appelle, le médecin ne doit pas
oublier qu'il est le meilleur « ami de la maison » ,
que ses avis doivent suppléer au manque d'instruction
de beaucoup de ces familles ; qu'il doit particulièrement éveiller leur attention sur les erreurs populaires
que le charlatanisme entretient.

« Vos conseils, dit-il aux jeunes médecins, semblables
« aux grains du semeur de l'Evangile, tomberont souvent
« en un mauvais terrain, seront étouffés ou annihilés
« par les mauvaises herbes, c'est-à-dire par l'insou-
« ciance, les préoccupations et les habitudes de la plu-
« part des hommes, ne vous découragez pas, une
« portion sera féconde en résultats et produira des
« fruits abondants. »

Les souffrances morales ont une incontestable influence sur le développement et la marche des maladies,
et l'auteur pense que le médecin ne peut parvenir à les
calmer s'il n'est appelé que lorsque le malade est en
péril, s'il doit craindre de se représenter lorsqu'on croit
n'avoir plus besoin de lui.

Les passions ne sont pas moins à craindre que les
souffrances morales, et il pense également que, pour
calmer les passions et les mauvaises habitudes qu'elles
font prendre, on doit employer tour à tour le langage

du cœur et celui de la raison; il ne voit pas d'habitudes plus funestes que l'intempérance, le défaut d'ordre et le relâchement des liens de la famille, et c'est, selon lui, en combattant ces habitudes, que les médecins justifieront la confiance qu'on leur accorde. C'est pour arriver au même but qu'il leur fait un devoir de prévenir les parents des suites funestes des unions inconsidérées, de leur dire que les convenances de position et de fortune ne sont pas les seules qui doivent les inquiéter, qu'elles doivent également veiller à ne pas accroître le nombre des générations faibles et maladives, en unissant des êtres peu faits pour trouver, dans les enfants nés de leur mariage, le premier élément de leur bonheur ; qu'ils doivent, en outre, quand ces enfants sont venus, ne pas les épuiser par des études au-dessus de leur âge, par des travaux au-dessus de leurs forces.

Il y aurait aujourd'hui non moins d'injustice que de mauvais goût à lancer contre les médecins les traits aiguisés par Molière, des vaudevillistes décrépits peuvent seuls se donner ce plaisir. L'auteur n'a même pas cru devoir le faire remarquer, ce qui lui a paru plus utile, c'est d'attaquer de front le charlatanisme, et il l'a fait avec non moins de courage que de talent.

« A ceux qui ont recours aux rhabilleurs ou rebouteurs,
« opposez, dit-il, une comparaison empruntée à Tissot,
« on ne confie une montre, pour la raccommoder, qu'à
« celui qui a passé bien des années à étudier comment
« elle est faite, quelles sont les causes qui la font bien
« aller et qui la dérangent, et l'on ne craint pas de
« confier le soin de raccommoder la plus composée, la

« plus délicate et la plus précieuse des machines, le
« corps humain, à des gens qui n'ont pas la moindre
« notion de sa structure et de ses mouvements. Quelle
« singulière contradiction !

« Des explications qui dissiperaient le merveilleux
« apparent dont s'entourent quelques charlatans, se-
« raient, dit-il encore, un obstacle à la crédulité.

« Les charlatans qui annoncent dans les journaux
« des consultations gratuites, dit-il toujours, battent
« également monnaie aux dépens de la crédulité du
« vulgaire, en vendant aux consultants une foule de
« remèdes. Les plus avisés ne les vendent pas eux-
« mêmes, mais ils écrivent leurs ordonnances de telle
« sorte qu'elles ne peuvent être comprises et exécutées
« que par des pharmaciens d'accord avec eux et leur
« faisant une remise considérable.

« Mettez aussi, ajoute-t-il, vos malades en garde
« contre les réclames, espèces d'annonces déguisées
« sous la forme de comptes-rendus par les académies,
« de lettres de reconnaissance écrites par des malades,
« etc. Mettez-les en garde contre les aliments brevetés,
« vantés à la troisième ou à la quatrième page des
« journaux, comme propres à rendre promptement des
« forces aux convalescents... Les malades qui en font
« usage voient leur faiblesse augmenter par suite du
« peu d'éléments fortifiants qu'elles renferment...

Et, comme pour résumer ses diverses observations :
« Aujourd'hui, dit-il, le charlatan ne parade plus sur
« les places publiques, il ne porte plus l'habit galonné ;
« il porte maintenant l'habit noir et, en changeant

« d'habit, il a changé d'allures et de moyens de publicité.
« Les affiches, les annonces et les réclames ont remplacé
« la clarinette et la grosse caisse. »

Je viens de vous rappeler, messieurs, les diverses considérations dans lesquelles est entré l'auteur du mémoire que nous avons reçu. Aucune d'elles n'est étrangère au sujet qu'il traite et vous n'en avez pas vu qui demandent à être présentées sous un aspect différent ou développées davantage. A l'esprit de méthode qu'on remarque partout dans son travail, il a su joindre la clarté qui est, en pareil cas, le premier mérite du style et, si l'on excepte ses derniers chapitres qui ont été écrits un peu à la hâte et qui gagneraient beaucoup à être revus (1), vous n'avez trouvé de superfétation nulle part, aussi, considérez vous comme difficile à entreprendre le résumé que vous vous proposez de lui demander pour le répandre dans les familles ouvrières. Ce résumé serait comme une sorte de sommaire du travail que vous allez couronner et qui devra, à cette circonstance, sa complète publication dans vos mémoires.

Donner au médecin la conscience de son influence bienfaisante et à ses malades celle de tout le bien qu'il peut faire, tel est, messieurs, le double but que l'auteur s'est proposé et il n'est personne de nous qui ne pense que la publication de son œuvre sera pour lui un moyen de l'atteindre.

(1) M. Ebrard a tenu note de cette observation en faisant, dans les derniers chapitres de son mémoire, des coupures si habilement ménagées qu'on ne saurait plus en retrouver la trace.

ALC. WILBERT.

INTRODUCTION

Anoblir son esprit, sacrifier sa person-
nalité aux intérêts généraux, répandre
le bien autour de lui, tel est le but de
l'existence du médecin.

HUFELAND.

Docteur en médecine, mais obligé par la faiblesse de ma santé d'abandonner de bonne heure la carrière médicale, j'ai souvent regretté, jetant un regard en arrière, de n'avoir pas agi avec assez de dévouement, de n'avoir entrevu faute de réflexion et de n'avoir accompli qu'une très-faible partie du bien que j'aurais pu faire. Je dois à ce sentiment d'avoir apprécié toute l'importance de la question mise au concours par la Société d'Emulation de Cambrai : « *Quel est, quel devrait et quel pourrait être le rôle du médecin dans la famille en général et particulièrement dans la classe ouvrière ?*

Appelés ou consultés par un malade, la plupart des médecins se bornent à l'examiner, à l'interroger, à reconnaître, en un mot, la nature de sa maladie, puis à lui en indiquer le traitement et à prescrire aux personnes qui l'entourent les soins matériels qui lui sont nécessaires. Parfois, cependant, lorsque la maladie a été déterminée, ou bien, est entretenue par des faits anti-hygiéniques de l'ordre soit physique, soit moral, ils en préviennent le malade, afin que la cessation de ces causes permette la guérison, ou prévienne une rechûte.

Cette réserve des médecins est fâcheuse ; elle rend stérile la grande influence qui semble attachée à leur honorable profession en vue de l'augmentation du bien-être et de l'amélioration morale de l'homme.

Si noblesse oblige, la science n'impose pas de moindres obligations. Le médecin ne doit pas borner son zèle à guérir les malades ; il peut et par cela même il doit faire davantage. Instruit en hygiène, il doit en vulgariser les enseignements salutaires et répandre la connaissance des moyens à employer pour se préserver des maladies. Lorsque, pénétrant dans l'intérieur d'une famille, il reconnaît dans l'habitation, dans la tenue de la maison, dans les vêtements, etc., des causes d'insalubrité, son devoir est de les signaler. Il convient surtout qu'il porte sa sollicitude sur les enfants, qu'il enseigne aux parents comment ils doivent les élever pour leur donner une constitution saine et robuste, pour être assurés d'avoir plus tard en eux de solides bâtons de vieillesse.

Combien la société et l'État ne gagneraient-ils pas à cet enseignement hygiénique de tous les instants, pénétrant partout et s'adaptant d'une manière spéciale aux besoins de chaque famille. C'est là un des points de leur profession dont les médecins ne se préoccupent pas assez. Les populations seraient plus robustes et leur santé augmenterait leur bonheur ; elles seraient plus aptes à servir leur pays. Les hôpitaux, les hospices d'incurables, les maisons d'aliénés n'exigeraient pas un accroissement continuel ; le nombre des indigents inscrits aux bureaux de bienfaisance ne s'élèverait pas, comme aujourd'hui, dans un grand nombre de villes, au douzième du chiffre de la population. La misère a une grande part sans nul doute dans la production des maladies, mais les maladies, surtout lorsque la faiblesse de la constitution en augmente la durée et les convertit en infirmités, contribuent plus encore à produire l'indigence en déterminant l'incapacité au travail.

Les chagrins, les passions, les vices, amènent et entretiennent les maladies, le médecin doit par cela même leur prêter attention ; il faut pour obtenir la guérison des maladies du corps qu'il s'occupe des maladies de l'âme. Qu'il remplisse donc sa tâche, qu'il la remplisse consciencieusement. Qu'il console le malade dont le chagrin prolonge l'état morbide ; qu'il ne craigne pas de prodiguer à celui dont l'affection est entretenue par les mauvaises passions ou par des habitudes vicieuses, les exhortations à mieux faire. Ces exhortations doivent même ne point être limitées à celui qui souffre ; « vivre sagement, a-t-il été dit avec raison, c'est faire de l'hygiène ; » répandre des idées morales, c'est par conséquent faire de la médecine préservatrice.

Nuls conseils n'ont plus de chances d'être favorablement accueillis, d'être généralement utiles que ceux du médecin. L'homme malade est plus impressionnable ; il écoute dans de meilleures dispositions d'esprit et avec plus d'attention les paroles de celui qui lui apporte la guérison ou le soulagement de ses souffrances. Le malade est-il guéri, son cœur reconnaissant l'empêche de dédaigner les conseils de celui qui lui a montré bonté et dévouement, dont le savoir lui a inspiré estime et reconnaissance. Le médecin pénètre dans toutes les familles ; il est en relation avec chacune des personnes qui en font partie; qu'il élève la profession médicale à la hauteur d'un sacerdoce et la fasse servir à l'amélioration morale comme au bien-être sanitaire de ses semblables.

La profession où l'on rencontre le plus de dévouement, sans doute parce qu'elle en demande le plus, c'est celle du prêtre ; mais après elle vient peut-être celle du médecin. J'ai observé chez mes confrères, à quelques exceptions près, instruction, idées libérales et pensées généreuses. Je ne crains pas de le dire, si le médecin ne fait pas tout le bien qu'il est à même de faire, c'est en grande partie parce qu'il n'a pas conscience de l'étendue de son influence bienfaisante. Il est donc bon qu'elle lui soit prouvée.

N'est-il pas aussi à désirer que les familles mieux instruites de la dignité de la profession médicale, du dévouement comme de l'instruction qu'elle exige, des nobles sentiments qui doivent diriger et dirigent presque toujours les actes du médecin, lui demandent plus encore en lui donnant davantage ; n'est-il pas à désirer qu'elles lui accordent plus de confiance et de considération.

Le sujet mis au concours par la Société d'Emulation de Cambrai, a donc une haute utilité et c'est cette persuasion qui m'a fait entreprendre de répondre à son appel.

CHAPITRE PREMIER.

DES SOINS ET DES CONSOLATIONS

QUE LE MÉDECIN

DOIT DONNER OU PROCURER AUX MALADES

> Le cœur a sa part dans l'œuvre savante
> du médecin.
>
> Docteur DEVAY.

J'adresserai aux jeunes médecins entrant dans la carrière médicale, les réflexions que m'a inspirées la question mise au concours par la Société d'Emulation de Cambrai. Puissent-elles, en leur révélant dans toute l'étendue de ses effets possibles l'influence bienfaisante dont jouit le médecin, les encourager à rendre fécondes les bonnes intentions qui sont dans leur cœur !

« La guérison des malades, a dit Fodéré, dépend « bien souvent des soins des personnes préposées à « leur garde. » Médecins, vous devez diriger les familles dans les soins qu'elles ont à donner à celui de leurs membres qui est atteint par la maladie.

Veillez à ce qu'elles lui prodiguent ces mille égards, prévenances et attentions qui distraient, calment et soulagent. Veillez, en un mot, à ce que les gardes-malades s'acquittent de leurs fonctions avec zèle et surtout avec douceur. Il est des détails qui inspirent parfois du dégoût ; rappelez-leur alors qu'un jour probablement elles seront malades à leur tour et seront obligées de recourir à l'assistance d'autrui.

Les malades sont souvent difficiles à servir, capricieux, exigeants ou injustes. L'obligeance de leurs proches se lasse-t-elle, soutenez leur patience et faites appel à leur indulgence ; dites leur que ces exigences, ces mouvements de mauvaise humeur, ces caprices, sont le résultat de la maladie ; qu'il faut beaucoup pardonner à celui qui souffre et ne pas ajouter à ses souffrances par des reproches, de la brusquerie ou par l'abandon.

Un mari est-il soigné avec peu de zèle par sa femme, un frère par sa sœur, n'hésitez pas à faire observer à ses proches, qu'entre un mari et sa femme, entre les divers membres d'une famille il existe un engagement tacite et réciproque de se prêter aide dans les maladies. Les parents du malade cherchent-ils dans ses antécédents, comme cela a lieu d'ordinaire, la justification de leur indifférence, je vous engage à ne pas cesser vos efforts pour leur inspirer de meilleurs sentiments.

Evoquez l'exemple fréquent d'hommes jusque-là mauvais maris, mauvais pères, qui ont été touchés,

étant malades, par le dévouement de leurs femmes et
de leurs enfants et se sont montrés désormais excellents
pères de familles.

En combien d'occasions analogues un médecin pourra-
t-il, suivant les inspirations de son cœur, obéissant à
la conscience du bien, amener le soulagement et aider
la guérison des malades en leur procurant des soins
affectueux. Combien de fois sera-t-il à même par ses
conseils d'établir dans la famille cet échange de bons
procédés, cette indulgence et cette affection réciproques
qui sont nécessaires à son bonheur.

Mais les conseils du médecin, ses exhortations ne
porteront tout leur fruit que s'il les appuie lui-même
de l'exemple du dévouement.

Soyez donc toujours envers un malade d'une douceur
exemplaire. Que vos paroles expriment l'intérêt et la
bienveillance. Que ses nombreuses questions ne vous
impatientent jamais. A-t-il plaisir à parler de ses souffrances, écoutez-le avec attention. Ce témoignage de
sympathie sera pour lui une douce consolation.

C'est surtout le pauvre que vous devez écouter avec
bienveillance. « Pendant que le riche trouve autour de
lui des cœurs amis dont la sympathie allège ses souffrances, le médecin est souvent pour le premier la
seule personne qui lui montre de l'intérêt, la seule
devant laquelle il puisse épancher sa douleur. (Max
Simon) ». Donnez lui cette satisfaction dont il sera
bien heureux et reconnaissant, celle de croire que ses
paroles arrivent à un cœur qui les comprend, qui
compatit à sa douloureuse position.

Vous devez être attentifs, en examinant ou en pansant un malade, à lui épargner les moindres souffrances, les moindres incommodités. Tenez compte de ses craintes, de ses appréhensions et rassurez-le avec bonté.

Ne dédaignez pas d'entrer dans les détails les plus minutieux relativement au mode d'administrer les médicaments, ou de préparer les tisanes et les boissons ; prévoyez les moindres causes d'inconvénients ou d'incommodités. Les personnes de la classe ouvrière, celles qui habitent la campagne, sont souvent inhabiles ; mettez vous mêmes la main à l'œuvre et enseignez leur comment elles doivent procéder. « Soyez convaincus vous dirai-je avec Fodéré, que rien n'est vil ni au-dessous de la dignité doctorale quand il s'agit de soulager un malade. » Des personnes montrent-elles, en aidant ou en pansant un malade, de la brusquerie, une négligence volontaire, ne leur faites aucun reproche, mais cherchez l'occasion de remplir vous mêmes cette tâche et acquittez vous-en avez douceur et grand soin. Qu'elles soient auprès du malade en qualité de parents, d'amis, de voisins ou de gardes malades de profession, elles rougiront d'être moins bonnes et moins soigneuses que vous.

Le choléra régnait à Seyssel (Ain), les deux tiers des malades mouraient ; ils mouraient faute de soins. La croyance à la contagion s'était répandue ; chacun fuyait ou se renfermait en sa demeure ; parents, amis, domestiques, effrayés par la pâleur cadavérique, les coliques et les mouvements nerveux des malades, croyant non-seulement à la contagion du mal, mais encore, il faut le dire pour excuser l'indifférence apparente des femmes, des mères, des enfants, à l'inanité de toute médication, se tenaient à l'écart, interrogeant leurs sensations qu'ils transformaient en symptômes précurseurs, et ne donnaient aux malades que de rares soins. Arriva alors mon honorable compatriote et confrère, le docteur Tiersot, qui, déjà dans une année précédente, avait porté ses secours aux cholériques de Champlitte. Il reconnait la cause de la grande mortalité régnant à Seyssel, et y remédie aussitôt. Point de reproches, point de vaines paroles pour rassurer les gens, pour les encourager à soigner les malades ; il s'approche de ceux-ci, il les examine longuement, leur prend la main, la tient dans les siennes en leur parlant ; il les lave, il les frictionne, il les soulève sur leur lit, leur donne à boire de sa main, il change lui-même leur linge, il les porte, sur ses bras, d'un lit dans un autre, etc.

En face de ces actes plus éloquents que les paroles, les habitants de Seyssel se rassurent, ils prennent du cœur ; les sentimens de la famille ne sont plus étouffés par la crainte et par le manque de confiance en la médecine ; la foi et l'espérance dans le succès de leurs efforts renaissent ; les voilà redevenus pleins de zèle pour les cholériques et la maladie épidémique, tout à l'heure si meurtrière, cesse de faire de nombreuses victimes, grâce au courage, au dévouement et à l'intelligence de mon honorable confrère.

Redoublez de zèle quand la longueur de la maladie

désole le malade, quand la crainte de la mort vient ajouter à ses souffrances de cruelles appréhensions. Que votre cœur soit alors ingénieux à trouver des paroles de consolation, à ranimer l'espérance qui se lasse ou s'éteint.

Ce n'est pas seulement en invoquant vos sentimens d'humanité, mais encore au nom de la science, que je vous engage à faire tous vos efforts pour tirer les malades du découragement où les jettent les souffrances et trop souvent le sentiment d'un délaissement moral. L'espérance et le calme que leur apporteront vos consolations, en changeant la disposition de leur âme, exerceront souvent sur leur état général une influence favorable à leur guérison.

En pansant un malade, observez la plus grande décence. Gène-t-il vos opérations par une susceptibilité exagérée, évitez tout mouvement d'impatience. Respectez surtout la pudeur des femmes, et, lorsque la sûreté de votre diagnostic exige des investigations délicates, pratiquez les avec réserve et circonspection. La pudeur, c'est l'Ange Gardien de la chasteté.

La maladie est-elle devenue incurable, le rôle du médecin change, mais il ne finit pas. Ne délaissez pas alors les malades ; prodiguez leur encore les égards et les attentions. Impuissante à guérir, la médecine a encore le pouvoir de soulager. Votre présence seule est une source de consolation.

Ne leur enlevez jamais l'espoir de la guérison ou de jours meilleurs. Que vos paroles ne cessent jamais d'être des paroles d'espérance. Aussi n'est-ce point à vous qu'il appartient, quand la mort est proche, d'avertir les malades du danger qui les menace. Qu'une personne étrangère à l'art médical les engage à remplir leurs devoirs religieux , ils peuvent conserver de l'espoir, mais si cet avis leur venait d'un médecin, ils s'effrayeraient à juste titre ; ils cesseraient d'avoir confiance en ses paroles d'encouragement. Votre mission se borne à prévenir les parents ou les amis du malade en danger ; ne négligez pas de la remplir.

Souvent le moindre mot touchant les devoirs religieux jette le trouble dans son esprit ; mais à ces appréhensions et à la légère exacerbation de la maladie qui peut en être l'effet, l'impression salutaire opérée dans l'âme par l'accomplissement de ces devoirs fait bientôt succéder un état de calme et de bien-être. C'est que fréquemment les maladies ont été amenées, ou bien, sont entretenues ou aggravées par les peines du cœur, par les inquiétudes, ou par les remords. L'homme qui renferme en lui-même le chagrin ou les remords, les exagère ou en augmente l'amertume.

Laissez donc la voix du prêtre arriver à vos malades. Elles les consolera ; elle ajoutera à l'espérance de la vie d'ici bas qui chancelle, la perspective d'une autre vie.

Je vous recommande, quelles que soient vos croyances religieuses, de vous garder de toute parole pouvant ébranler chez un malade la foi chrétienne ; une de ses prérogatives c'est de consoler les malheureux et de leur inspirer le courage et la résignation nécessaires pour supporter leurs misères et leurs souffrances.

Je vous recommanderai encore de veiller à ce que les derniers instants d'un malade ne soient pas affligés par un cruel abandon. Le respect des mourants, comme le culte des morts, honore et resserre les liens de la famille.

CHAPITRE II.

BIENFAISANCE MÉDICALE.

La médecine n'est souvent qu'un moyen, qu'une forme de la charité.

Docteur MAX SIMON.

Vous n'empêcherez jamais les femmes de donner des remèdes et des conseils aux malades, mieux vaut donc diriger ce que les femmes peuvent faire et feront toujours dans leur bon naturel et leur bonne volonté.

Docteur FODÉRÉ.

Ayez égard dans les familles riches à la délicatesse des malades et cherchez à leur épargner la saveur désagréable des remèdes en les leur administrant sous la forme de sirops, de pastilles, de loocks, de pâtes. Vous pouvez même leur conseiller ces médicaments brevetés qui sont vendus à un prix élevé, sous les noms de capsules, de pralines, de dragées, de bonbons, de perles, etc. Renfermés dans une enveloppe de gluten ou recouverts d'une couche de sucre, ils ne sont pas désagréables au goût et excitent moins la répugnance.

Dans les classes peu aisées, ménagez davantage la bourse de clients qui gagnent leur pain à la sueur de leur front. La maladie, en suspendant leur travail, leur ôte le salaire de chaque jour, et leurs épargnes sont bientôt épuisées. N'ajoutez pas à cette source de gêne, le prix toujours élevé de médicaments compliqués. Le rétablissement de leur santé exige-t-il l'emploi d'un remède coûteux, n'hésitez pas un seul moment à le leur prescrire ; mais soyez économes lorsque cette dépense n'est pas nécessaire, et laissez aux gens riches les fantaisies d'une thérapeutique de luxe. A l'exception des sirops et des pastilles pour les enfants, ne prescrivez que les remèdes de forme simple et peu coûteux.

Vous ferez bien de confier à la mère de famille les préparations faciles, les solutions, les tisanes, les looks blancs, etc. Votre malade demeure-t-il à la campagne, ou dans une petite ville près des champs, a-t-il besoin de prendre une tisane pendant une longue série de jours, et cette boisson se prépare-t-elle avec des plantes indigènes, indiquez à ses proches les moyens de les reconnaître et de les cueillir ; vous leur ferez plaisir en leur épargnant cette dépense, et vos prescriptions seront suivies avec plus de zèle et de persévérance.

Le plus grand nombre des ouvriers et des cultivateurs ont une constitution robuste ; lorsqu'ils sont malades, l'équilibre des fonctions tend à se rétablir naturellement ; il leur faut du repos, de la chaleur, parfois une nourriture plus facile à digérer.

Malheureusement ils sont portés à faire grand usage de médicaments ; ils mesureraient volontiers la science du médecin à la longueur de ses ordonnances. Leur santé vous paraît-elle devoir revenir d'elle-même, bornez-vous à les rassurer et à leur indiquer le régime à suivre. Cependant, si vous les voyez tourmentés et inquiets, ayez égard à leur inquiétude, et, de peur qu'ils n'aient recours à des remèdes inopportuns de commères ou de charlatans, lesquels aggraveraient peut-être leur état, ordonnez leur quelque boisson inoffensive mais d'une saveur amère ou désagréable. Ils auront un remède et seront satisfaits.

Vous devrez aussi donner quelque remède inerte ou de nature calmante aux patients atteints d'une affection incurable ; ils perdraient l'espérance s'ils vous voyaient rester inactifs ; mais, hors ces cas exceptionels où l'intérêt même du malade a dicté vos actes, gardez-vous, médecins probes et honnêtes, d'entretenir vous mêmes les préjugés populaires.

Un malade est indigent, vous n'avez à en obtenir aucun payement, vos visites ne sauraient paraître dictées par l'intérêt, allez le voir autant de fois, plus souvent même que son état ne le rend nécessaire. Que le manque d'assiduité du médecin, qui est si pénible aux malades, ne lui fasse pas dire : « Si j'étais riche, un médecin viendrait me soigner ; mais non, je suis pauvre, je n'ai pas d'argent et l'on me laisse mourir. »

Usez de ménagement dans les familles qui n'ont qu'une aisance apparente, qui vivent honorablement à force d'économie, chez les ouvriers qui n'ont d'autres moyens d'existence que le salaire de chaque jour. Vous devez sans doute voir les malades aussi souvent que cela est utile ; mais de temps en temps épargnez leur une visite en recommandant à leurs proches de venir vous donner de leurs nouvelles ; entrez chez eux sous le prétexte d'une personne à voir dans le voisinage.

Connaissant votre désintéressement, les malades hésiteront moins à recourir à vos lumières ; ils ne laisseront pas leur état s'aggraver faute de conseils éclairés.

Le cabinet d'un médecin doit toujours être ouvert aux indigents ; ils doivent être sûrs d'y trouver un accueil affable et d'utiles conseils. « Qu'une main généreuse y sache même quelquefois, dirai-je avec Marc-Antoine Petit, refuser le denier qu'on lui présente, car l'indigence a aussi sa fierté. Je l'ai vue rougissant d'elle même, chercher à se déguiser en offrant un tribut pris sur ses propres besoins. Ah! dans de telles circonstances, vous tous qui exercez le plus noble des arts, si la nécessité ne vous tient pas aussi sous sa dure loi, n'acceptez pas cette offrande. »

Vous visitez un malade dans une demeure dont la tenue indique la gène sinon la misère, ou bien un enfant appartenant à une pauvre famille, les parents semblent entendre avec inquiétude l'énoncé des médicaments que vous prescrivez, votre ordonnance est reçue avec quelque apparence d'embarras, vous soupçonnerez que les pauvres gens ont déjà assez de peine à acheter le pain qui les nourrit. Rappelez vous alors ces paroles du divin maître : « Un verre d'eau donné en mon nom ne sera pas sans récompense » faites généreusement en vue du plaisir que vous aurez à soulager ces malheureux, le sacrifice d'un plaisir projeté, et que deux mots de recommandation, écrits au bas de votre ordonnance, leur procurent chez le pharmacien gratuitement, ou à bas prix, le médicament utile.

Le désintéressement est habituel chez les médecins, c'est, pour ainsi dire, une grâce d'état. Chez celui-là même qui a embrassé la carrière médicale dans le but seul de se créer une position, sans y avoir été porté par le désir de secourir ses semblables, la vue de tant de misères et de souffrances amène la commisération et la pensée du dévouement. Mais vous avez aussi des besoins à satisfaire, une famille à soutenir ; votre bienfaisance doit nécessairement, par la force des choses, avoir ses limites. En outre, il ne suffit pas, pour guérir un malade pauvre, de lui procurer des médicaments.

Une des difficultés les plus pénibles que l'on rencontre dans l'exercice de la profession médicale, c'est le dénûment de quelques malades. Le médecin sent parfois sa pitié et son courage défaillir en face de leur misère. Comment les guérir ? Ce ne sont pas seulement les médicaments qui manquent, c'est le linge, le bois ; ce sont les aliments appropriés à leur état, les soins d'une personne intelligente, etc. Dans ces circonstances difficiles, ne perdez pas courage, ne cessez pas, par cela seul que vous ne pouvez être aussi bienfaisants que votre cœur le voudrait, de les secourir autant qu'il est en votre pouvoir. Essayez, et la Providence vous viendra en aide.

Les eaux d'une source s'infiltrent à travers le sol des terres cultivées ; elles nuisent aux récoltes en faisant pourir les racines des plantes. Un cultivateur intelligent les rassemble et les ayant détournées de ses terres qu'il assainit ainsi, les dirige ailleurs, et les fait servir à fertiliser des terrains que leur aridité rendait stériles. Dans la carrière médicale, ces sources aujourd'hui nuisibles que vous pouvez rendre bienfaisantes, je vais vous les indiquer.

M. le docteur Munaret, dans un excellent livre : *Le Médecin des Villes et de la Campagne*, et tous les médecins qui ont écrit sur la profession médicale, ont élevé des plaintes contre les femmes qui, mues par un zèle inconsidéré et peu éclairé, donnent aux malades des conseils presque toujours nuisibles et leur prodiguent les drogues à tort et à travers. Prenez garde, les tristes effets de leur zèle vous empêchent peut-être de reconnaître qu'elles sont mues en définitive par la commisération qui est si grande dans le cœur de la femme, par le désir de soulager la douleur et la misère de ceux qui souffrent. N'est-ce point là un mobile de bonne nature, nuisible aujourd'hui, il est vrai, mais parce qu'il est mal dirigé. Au lieu de faire de vains efforts pour l'entraver, imprimez lui une bonne direction et vous le rendrez bienfaisant. Au lieu de blâmer et de critiquer les actes de ces femmes, allez les voir, rendez hommage à leurs sentiments charitables, offrez leur vos bons offices, vos visites et vos soins pour leurs pauvres.

Elles accepteront d'abord vos offres avec réserve ; mais bientôt heureuses en leur bon cœur de voir votre savoir approuver et féconder leur zèle, elles deviendront pour vous des aides précieux ; fières de votre appui, elles redoubleront de charité. Un de vos malades pauvres a-t-il besoin de linge pour un pansement, qu'elles en soient averties par vous, et, à votre prochaine visite, vous le trouverez muni de compresses, bandes et charpie en abondance. Elles viendront préparer elles-mêmes les tisanes, et apporteront les fruits, le riz, le bouillon dont vous aurez recommandé l'usage.

Vous rencontrerez dans les classes riches des femmes atteintes de maladies indéfinissables, résistant à tous les remèdes, et auxquelles l'on donne le nom si élastique de maladies nerveuses. Ce sont parfois des femmes de mérite pour lesquelles faire des visites, s'occuper de leur toilette, parler de chiffons, vivre enfin de la vie habituelle du monde, ce n'est pas vivre. Leur maladie est produite par l'ennui, par un besoin d'activité et peut-être d'émotions non satisfait. Parlez devant elles de la misère de vos malades pauvres, du dénûment qui s'oppose à leur guérison. Parlez-en avec cœur ; elles vous comprendront et auront pitié d'eux, car elles sont bonnes ; elles iront les voir. « Le soulagement qu'elles apporteront à des souffrances dont elles n'avaient pas idée, les bénédictions qu'elles recueilleront et surtout cette joie intime, mystérieuse, qui succède à l'accomplissement des bonnes œuvres, les porteront à aimer les pauvres, à leur venir en aide (**M**. Mullois) » Elles cesseront d'être maladives et souffrantes.

Vos paroles auront été doublement bienfaisantes : pour les familles pauvres en leur procurant un patronage charitable, pour les personnes riches en ouvrant à l'essor de leur imagination et à leur cœur une voie salutaire.

J'ajouterais, si je ne savais pas que la pensée seule d'avoir soulagé vos malades sera ici une rémunération suffisante de vos efforts, que d'une part la reconnaissance, de l'autre l'estime vous seront à jamais acquises.

CHAPITRE III.

COUP D'ŒIL GÉNÉRAL
SUR LES RELATIONS DU MÉDECIN
AVEC LES FAMILLES.

> Le vrai médecin est loin de considérer sa tache comme accomplie, quand il a tracé une ordonnance.
>
> GERANDO.

> Les relations du public avec le médecin ne sont pas assez dignes ; elles ne sont pas en rappport avec la considération de l'un et les avantages de l'autre.
>
> Docteur DEVAY.

« Aujourd'hui un médecin ne fait que de rares et courtes apparitions dans l'intérieur des familles ; appelé seulement lorsqu'un malade réclame des soins urgents, il voit sa venue ne plus être désirée aussitôt que l'accident du moment est conjuré (docteur Devay.) »

Une tâche spéciale lui est exclusivement imposée ; cette tâche achevée, il s'éloigne. Ses conseils ne lui étant demandés qu'au sujet de la maladie existante, il ne se préoccupe pas des prodromes ou signes précurseurs d'affections et d'infirmités à venir. Payé selon le chiffre de ses visites, ayant à craindre d'être soupçonné de vues intéressées, il n'en fait que le nombre strictement nécessaire et, le malade une fois guéri, on ne le revoit plus.

Interrogé pour un seul malade, il reste entièrement indifférent aux autres membres de la famille; il se tait sur les choses qu'il a vues et au sujet des quelles il pourrait parfois donner des conseils hygiéniques utiles à tous.

Souvent même dans les familles riches, chez les habitants de la campagne par exemple, ses soins ne sont demandés que lors des maladies les plus graves. Il semble même qu'on n'appelle le médecin que pour la forme, afin d'être à l'abri des reproches et de pouvoir dire dans le cas où la maladie aurait une issue fatale : « Le médecin est cependant venu » ; car on ne le prie pas de revenir. Bien plus, on ne daigne pas même, quelque inquiétante que soit l'affection morbide dont le malade est atteint, lui en donner des nouvelles. On ne paraît pas soupçonner qu'il puisse prendre intérêt à son état ; sa sollicitude ne serait pas comprise, peut-être même serait-elle mal interprêtée.

« Il est à désirer pour tous, dit avec raison **M. Devay,** que ces rapports soient changés, que les familles s'ouvrent avec plus de confiance au médecin. »

L'exercice de la médecine par abonnement qui se pratique généralement dans quelques parties de la France, me paraît plus conciliable avec la considération dûe au médecin et plus fructueuse pour les familles. Regardé et se considérant lui même comme l'ami de la maison, il remplirait les devoirs que lui dicterait cette intimité ; il traiterait les malades avec une affectueuse sollicitude ; il ne ménagerait ni ses soins ni ses visites. « Monsieur, dit un jour à Marc - Antoine Petit le chef d'une nombreuse famille, j'ai jeté les yeux sur vous pour réclamer vos soins dans le danger. Je viens vous prier, vous faisant le dépositaire de toute ma confiance, de prendre désormais aux miens et à moi tout l'intérêt de l'amitié. Voyez nous quelque fois comme ami ; cela nous portera bonheur et nous recevrons toujours avec plaisir celui qui doit veiller sur nous avec le succès du talent et le zèle de l'amitié. « Marc-Antoine Petit, après avoir rapporté ces paroles, y ajoute les suivantes : « Si j'en juge par l'affection plus tendre que j'ai portée à cet homme respectable, par la part plus entière que j'ai prise à ses maux, par la sollicitude plus grande que m'ont inspirée ses dangers, je dirai à tous ceux qui voudront faire de leur médecin un homme dévoué : imitez cette conduite. »

Venant de temps en temps de son propre mouvement, alors même qu'aucun malade ne réclame ses soins, il serait initié aux choses de la famille. Il connaîtrait les antécédents, les maladies antérieures des parents, celles des enfants, les caractères, le genre de vie, l'alimentation, la nature du travail, renseignements divers, bien utiles pour distinguer les causes et la nature des maladies. Le malade a-t-il quelque ennui ou quelque chagrin, le médecin le saurait, ou bien, s'il le soupçonnait, il aurait le droit comme ami, de solliciter sa confiance ; il lui prodiguerait des consolations ou s'efforcerait de faire diversion à ses pensées de tristesse. Baglivi veut qu'un médecin, en approchant d'un malade, n'oublie jamais que le chagrin a pu être la cause du mal. « Les affections morbides, dit-il, qui frappent un homme rongé de soucis domestiques ou d'autres souffrances morales, sont toujours dangereuses, difficiles à reconnaître et résistent à tous les remèdes toutes les fois que l'on ne parvient pas à écarter d'abord ces causes morales ou à en adoucir suffisamment l'effet par le calme et la tranquillité de l'âme. »

Le malade étant entré en convalescence, le médecin ne l'abandonnerait pas aussi promptement à lui-même ; il tâcherait par la persévérance de ses conseils de prévenir les rechutes, il l'empêcherait de se remettre au travail avant complète guérison.

Sa connaissance plus parfaite du genre de vie de la famille, de ses habitudes, le mettrait à même d'y signaler les particularités qui lui paraîtraient anti-hygiéniques, d'indiquer les causes de maladies qui sont en apparence peu importantes, mais qui, par leur multiplicité ou par leur continuité d'action, deviennent à la longue très nuisibles.

Son nom ou sa vue ne serait pas, comme cela arrive trop souvent, un épouvantail pour les enfants de la maison, qui cesseraient de s'enfuir à son approche

et de se refuser en cas de maladie à tout examen. Il
s'attacherait lui-même à eux et prendrait l'initiative de
conseils utiles.

Il ne ferait pas seulement de la médecine préventive,
mais encore de la médecine perfective. Il chercherait
à combattre chez les enfants les prédispositions héréditaires que lui feraient craindre les maladies antérieures
des parents. Il ferait tous ses efforts pour les rendre
bien portants, robustes et vigoureux, soit en essayant
de corroborer un organe naturellement faible, ou
même de transformer une constitution débile. « L'art,
dit M. le docteur Devay à propos des enfants faibles,
peut lutter avantageusement avec les écarts de la
nature, pourvu qu'il entreprenne de bonne heure ce
travail de restauration et qu'il le poursuive avec persévérance. »

Ses avis, suppléant au manque d'instruction spéciale
des parents, les guideraient pour leurs enfants dans le
choix d'un état, choix qui importe à leur santé, et dans
les questions si graves qui se rattachent au mariage.
(v. chap. VI).

Vous recevez rarement d'une manière explicite la
mission de veiller sur une famille, je vous engage
cependant à exercer la profession médicale, autant qu'il
vous sera possible, dans la plénitude de sa puissance
bienfaisante, à faire comprendre aux familles par votre
conduite dévouée, généreuse et digne : « Que la
médecine n'est pas un métier, pour me servir des
expressions de l'Hippocrate français, de Baillou, mais
une union intime entre celui qui la professe et les hommes

qui ont recours à ses soins. » Votre manière d'agir fera ressortir les avantages d'une confiance plus grande, elle inspirera l'estime et la considération, et, en définitive, elle modifiera heureusement les rapports ordinaires des malades à l'égard du médecin.

CHAPITRE IV.

___

DE L'ENSEIGNEMENT DE L'HYGIÈNE
DANS LES FAMILLES.

___

Préserver vaut mieux que guérir.

Les vérités les plus simples de l'hygiène
sont pour l'ouvrier comme si elles n'étaient
pas ; il n'a garde de les pratiquer parce
qu'il les ignore.

Docteur FONTERET.

« La médecine, dit le docteur Munaret, est l'art de
préserver et de guérir ; celui qui se borne à courir de
malades en malades, oublie la plus belle et la plus
noble tâche de son ministère, celle de protéger la santé
publique et privée, celle de veiller à la salubrité des
lieux et des eaux, de la nourriture et des vêtements de
son client ; oui, c'est la plus noble tâche du médecin,
parce qu'elle procède avec certitude et qu'aucun salaire
ne la déflore. »

Vous répondez à toutes les heures du jour et de la nuit à l'appel de celui qui souffre ; vous vous mettez en route, qu'il pleuve ou qu'il grèle ; vous quittez sans hésiter le foyer autour duquel est réunie votre famille, la table qui rassemble vos amis, et cela souvent pour entrer dans une pauvre demeure où parfois règne la malpropreté la plus dégoûtante, où vous attendent les plaintes et les gémissemens ; vous prodiguez à tous, riches ou pauvres, les instructions qui guérissent ; votre profession vous impose encore un devoir, comme vous l'indiquent les paroles que j'ai empruntées à **M.** le docteur Munaret, celui de répandre autour de vous, principalement dans les classes laborieuses, de sages notions d'hygiène.

S'il est dans les classes aisées, des personnes oisives trop soucieuses de leur santé, la plupart des hommes, surtout parmi les ouvriers et les cultivateurs, non seulement cherchent rarement à se soustraire aux influences nuisibles au milieu desquelles ils vivent, mais encore s'exposent sans nécessité aucune à une foule de causes morbides. C'est là un effet de leur ignorance en hygiène.

L'utilité plus ou moins grande des conseils, surtout de ceux qui sont destinés aux classes laborieuses, dépend de la manière dont on les donne.

L'auteur d'un ouvrage populaire d'hygiène, couronné par l'Académie de Rouen, place ses avis dans la bouche d'un vieux médecin, le docteur P...., qui signalant à chaque malade, la cause de sa maladie, lui fait à ce propos une leçon appropriée d'hygiène.

Le docteur P.... est-il consulté par une femme atteinte d'un rhume parce qu'elle a pris froid en sortant d'un bal par un temps humide, il lui apprend les inconvénients du froid et de l'humidité, le danger auquel on s'expose en passant d'un appartement chaud à une température peu élevée, en prenant des chaussures et des vêtements plus légers lorsque la température est restée la même, etc.

Une inflammation des yeux survenue chez une couturière à la suite d'excès de travail, l'amène à parler des effets nuisibles que produisent pour l'organe visuel les veilles prolongées, les coutures trop fines faites à la lumière, etc.

Ces instructions hygiéniques doivent à leur forme d'être des leçons pratiques ; d'avoir la preuve de leur utilité dans le fait même qui en a été l'occasion. Mille circonstances analogues vous mettront à même de donner des conseils d'hygiène. Lors d'une visite à un malade, si vous n'êtes pas pressés par vos occupations, prenez un siège, et, si l'affection dont il est atteint lui laisse l'intelligence libre, lui permet de prêter attention à vos paroles, liez conversation avec lui ou avec les personnes qui l'entourent. Laissez de côté la pluie, le beau temps, les nouvelles politiques du moment, parlez hygiène. Soyez sûrs de ne pas déplaire, d'exciter l'intérêt ; votre présence seule sera pour le malade une satisfaction ; tous les hommes aiment à entendre converser sur la médecine et aussi sur les moyens de conserver la santé, surtout lorsqu'ils l'ont perdue.

Avez vous respiré en entrant un air corrompu,

démontrez la nécessité de l'air pur, de l'air souvent renouvelé.

L'habitation est-elle humide, indiquez les moyens de corriger cette disposition nuisible, source d'une foule d'infirmités.

Aux personnes de la classe riche qui sont oisives et ont un genre de vie trop sédentaire, ne laissez pas ignorer les bienfaits de l'activité et de l'exercice.

L'alimentation est un sujet sur lequel vous ne saurez trop répandre de sages enseignements. C'est peut-être la partie de l'hygiène où règnent le plus d'erreurs. Apprenez chez les ouvriers à la mère de famille les propriétés différentes des diverses espèces d'aliments ; indiquez lui ceux de ces aliments qui, achetés par elle de préférence à raison de leur prix peu élevé, sont en réalité plus coûteux parce qu'ils sont beaucoup moins nutritifs. Le bon marché est souvent trop cher.

Blâmez l'usage si répandu de la charcuterie qui expose à l'irritation du tube digestif et aux maladies de la peau ; elle nourrit moins que la viande fraiche proportionnellement au prix.

Blâmez encore l'habitude qu'ont la plupart des ménagères d'ouvriers de ne pas faire cuire assez les légumes. Une cuisson convenable les rend plus digestibles, augmente leurs propriétés nutritives, etc.

Exprimez vos conseils en termes simples, clairs, sans faire usage d'expressions techniques.

Le docteur P.... excite volontiers l'attention de ses lecteurs en intercalant dans son enseignement des anecdotes. Parle-t-il de la propriété qu'ont les fruits verts de déterminer de la diarrhée, il raconte l'histoire de cette armée prusienne qui ayant envahi la France, en 1791, eut à traverser les vignobles de la Champagne alors que les raisins commençaient à murir et fut bientôt obligée, par le grand nombre de ses malades, de battre en retraite.

Recommande-t-il de ne point faire usage de linge, de vêtements, d'instruments ayant servi à des gens inconnus, il rapporte ce fait de Napoléon Ier, qui, témoin au siège de Toulon de la maladresse d'un artilleur, lui prit des mains l'écouvillon, fit lui-même la manœuvre, et fut affecté quelques jours après de la gale.

En mélant votre récit d'épisodes et d'anecdotes, vous vous assurerez l'attention de vos auditeurs, vous ferez une application heureuse de la mnémotechnie, car les anecdotes resteront dans leur souvenir et avec elles les préceptes d'hygiène que vous y aurez ajoutés.

Quelques explications sur la manière d'agir des causes morbides feront parfois mieux comprendre l'utilité de vos conseils. Combien de fois n'ai-je pas pris plaisir à raconter, parce que je voyais le plaisir que l'on avait à m'entendre, comment la gale, que l'on croyait autrefois consister en une altération des humeurs et à propos de laquelle on administrait une foule de boissons dites dépuratives, est déterminée par de petits insectes, presque invisibles à l'œil nu, qui creusent des galeries à travers notre peau, ainsi que les taupes à travers la terre, — c'est là la cause des démangeaisons; —

et comment cette maladie, dont Napoléon ne fut guéri qu'après six mois de traitement, est détruite maintenant en une heure par l'emploi de subtances insecticides.

Ces explications et autres semblables sur les causes et la nature des maladies n'ont elles pas encore l'avantage, en faisant ressortir l'instruction des médecins, d'augmenter la confiance en l'art médical et la considération due à l'homme qui le pratique.

CHAPITRE V.

INFLUENCE DU MÉDECIN
AU POINT DE VUE DE LA MORALE

> Il appartient à la médecine de seconder
> la morale dans le grand œuvre de l'amé-
> lioration du sort des hommes.
>
> J. DROZ.

> Les vices moraux peuvent augmenter le
> nombre et l'intensité des maladies jusqu'à
> un point tel qu'il est impossible de l'assigner
> et réciproquement le hideux empire du
> mal physique peut être resserré par la vertu
> jusqu'à des bornes qu'il est tout - à - fait
> impossible de fixer.
>
> Joseph de MAISTRE.

Dans les emblémes que les tailleurs d'images du moyen-âge sculptaient aux façades des églises, les passions et les vices sont figurés par les rats, parcequ'ils dévorent l'âme et rongent ceux qui leur donnent asile en leur cœur, comme l'animal *ronge-maille* ronge et détruit tout ce qui l'entoure.

Hippocrate et, depuis ce père de la médecine, un grand nombre de médecins, parmi lesquels on peut citer Baglivi, Tissot, Alibert, Leuret, Cerise, Descuret, ont signalé l'influence des passions sur le développement et la marche des maladies.

Cette influence morbide fait de l'enseignement moral un auxiliaire obligé de la médecine prophylactique ou curative. « Dans combien de cas la prophylaxie, dit Max Simon, n'est-elle autre chose que la destruction du vice sous l'influence duquel on voit fléchir les constitutions les plus robustes. En servant d'organe aux enseignements de la morale, non seulement le médecin ne sort pas des limites de la science et de l'art, mais il manquerait évidemment le but auquel il tend, s'il n'atteignait la cause première des désordres organiques ou fonctionnels qu'il a sous les yeux. »

J'appellerai tout d'abord votre attention sur une funeste passion qui s'attaquant aux sources mêmes de la vie, menace l'espèce humaine d'une véritable dégénérescence, je veux parler de ce vice auquel a été appliquée à juste titre l'épithète de honteux. « S'il met obstacle, dit M. le docteur Fonteret, au développement de l'organisation, trouble et enraye la croissance, est une source de décrépitude précoce, il attaque aussi, use et mine sourdement la santé la mieux assise de l'adulte et brise presque infailliblement la nature la mieux trempée. »

Vous serez consultés par des célibataires se plaignant

de faiblesse, de douleurs vagues dans les côtés de la poitrine, entre les épaules ou aux lombes, d'un état de langueur qu'ils ne peuvent définir ; parfois d'un mal d'estomac ; leur facies et leur tenue, leur regard qui ne peut supporter le vôtre, vous révèleront, en l'absence de toute autre cause apparente, qu'un ver rongeur, un vice caché est la source de ces désordres.

Ayez pitié d'eux, et que cette commisération inspire vos conseils. Parlez leur tour à tour le langage du cœur et de la raison ; parlez leur de ces maladies terribles, la phthisie pulmonaire ou consomption, la maladie de Pott ou tubercules de la colonne vertébrale, l'épilepsie ou haut mal, en définitive, de ces maux divers qui sont les conséquences de ces sales voluptés. Dites leur surtout qu'ils perdront la mémoire, que leur intelligence s'affaiblira, qu'ils seront plus tard des êtres faibles d'esprit, inférieurs aux autres hommes et deviendront l'objet de leur mépris.

Des parents vous amènent-ils leurs enfants dont la faiblesse, la tristesse habituelle, la pâleur du visage les inquiètent ; la *tenue* de ceux-ci, leurs yeux cernés et autres signes vous font-ils soupçonner que leur état maladif est l'effet d'habitudes vicieuses, engagez les parents à exercer la plus grande surveillance et sur ces malheureux enfants et sur ceux qui les entourent ; engagez les, s'ils ne veulent pas avoir un jour en eux des êtres dénués de toute affection, de tout bon sentiment et incapables de toute occupation utile, à ne rien négliger pour les faire renoncer à leur vice honteux. Le prêtre dont l'oreille discrète reçoit les confidences de l'enfance, qui a l'influence d'un ministre de Dieu, peut ici parfois obtenir les guérisons les plus inespérées.

Vous devrez n'interroger jamais les jeunes gens qu'avec réserve. Une question imprudente pourrait jeter dans un jeune cœur le germe d'une passion qu'il ignore ou y faire naître une curiosité dangereuse. Vous obtiendrez rarement, d'ailleurs, une réponse vraie. N'interrogez jamais les jeunes filles, ainsi que le recommande M. Max Simon, que par l'intermédiaire de leur mère ou d'une personne intelligente de leur sexe.

Un conseil qui n'apprend rien à celui qui ne sait pas, et parle assez cependant à celui dont la conscience n'est pas pure, m'a paru, donné d'un air sévère, avoir eu souvent un heureux résultat.

« Soyez sage, je vous le conseille dans l'intérêt de votre santé, soyez sage, dis-je un jour, sans ajouter d'autre parole, à un jeune homme appartenant à une famille dont j'étais le médecin et sur la figure altérée duquel j'avais cru reconnaître les signes de mauvaises habitudes. Il m'a avoué, depuis cette époque, que ces seuls mots avaient fait sur lui une vive impression et avaient été un avis salutaire.

Les relations sexuelles, en dehors de la consécration que leur donne le mariage, ont aussi bien souvent des effets facheux pour la santé, soit en raison de la trop grande jeunesse de ceux qui s'y abandonnent, soit par suite des excès, de l'irrégularité et des restrictions illicites dont elles sont accompagnées. En outre, elles exposent aux maladies dites secrètes, un des plus grands fléaux dont l'humanité soit affligée. Je vous engage donc au point de vue médical comme au point de vue de la morale, de ne jamais les conseiller, de ne jamais paraître les approuver.

Accueillez les malades atteints d'affections secrètes avec autant de bienveillance que si leur maladie était de toute autre nature, mais abstenez vous ici d'une gaité ou d'une légèreté de paroles qui les empêcherait de regarder comme des fautes répréhensibles les écarts qui les ont conduits à perdre la santé.

La maladie est-elle de celles qui amènent habituellement des accidents consécutifs, engagez le malade à suivre un traitement rigoureux ; dans son intérêt, comme dans celui de sa famille à venir, ne lui cachez pas la gravité d'un mal dont le germe reste souvent à l'état latent après une guérison apparente, reparaît après des mois, des années d'une sécurité trompeuse et revet alors toute espèce de formes : maladies de la peau, ulcérations du nez, du gosier, des jambes, rhumatismes, caries des os, épilepsie, vertiges, etc

Faites servir à une réforme salutaire les angoisses que donne la maladie. Tâchez, en ramenant les patients à la santé, de les engager à une conduite plus régulière. « La souffrance, dit M. Max Simon, en suspendant momentanément les illusions de la passion, en faisant cesser le décevant mirage des plaisirs, rend à la raison la liberté de son jugement et prépare admirablement l'âme aux leçons de la vertu. »

La maladie de la personne qui vous consulte est-elle légère, félicitez là comme d'un grand bonheur d'avoir

échappé à ces affections terribles que l'on garde long-
temps et dont l'on n'est jamais sûr, même aujourd'hui
et malgré les progrès de la médecine, d'être entièrement
guéri. Faites également ici qu'une terreur salutaire,
venant au secours des préceptes de la morale, ramène
et maintienne le malade dans le bien. Dites-vous que
s'il se marie et devient père, toute une jeune famille
vous devra peut-être d'avoir une constitution exempte
des maux les plus tristes. Le germe qui reste souvent
dans le sang, à la suite des affections syphilitiques, se
transmet aux enfants ; devenant pour eux la source de
maladies dégoûtantes, telles que les différentes formes
de scrofules ; il réalise cette terrible menace de l'Écriture
Sainte : « Je punirai le père dans les enfants jusqu'à
la septième génération. »

L'intérêt sanitaire des familles, celui des enfants qui
doivent naître, le bonheur de tous, veulent surtout que
vous mettiez en garde les personnes malades contre la
propriété contagieuse de ces maladies, contre le danger
qu'elles courent de porter le poison coulant en leurs
veines dans le sein d'une épouse ou d'un mari, dans
le sang d'un être appelé à être père. Vous devez vous
taire sur la nature du mal, lorsqu'il a été puisé dans
les rapports conjugaux ; mais, hors ce cas, flétrissez
devant le malade, de toute votre indignation, la personne
à laquelle il a dû l'affection dont il souffre, afin qu'il
comprenne lui-même toutes les conséquences funestes
du crime, oui, du crime qu'il pourrait commettre dans
un moment d'indifférence, de faiblesse ou d'oubli. Met-
tez-le en garde contre la faculté qu'ont ces maladies de

reparaître et de se transmettre lorsque l'on n'observe pas, pendant quelque temps après la disparition de leurs symptômes, une continence sévère.

Si les libertins réfléchissaient à toutes les misères dans lesquelles leurs fautes entraînent parfois une pauvre fille, peut-être reculeraient-ils épouvantés. Quelles ne sont pas les angoisses de ces malheureuses créatures lorsqu'elles ont peur d'être grosses ! Un grand nombre viendront vous consulter pour sortir d'une incertitude qui est pour elles une cause de troubles continuels. Si elles se sont trompées, faites vos efforts pour que cette épreuve leur serve de leçon ; faites que la crainte de la colère de leurs parents et du mépris de leurs compagnes, la perspective pour elles d'une existence d'isolement et de gêne, pour leur enfant d'une pensée de honte qui sera toujours attachée à son nom, leur inspirent pour l'avenir une conduite plus sage et par cela même les metttent à l'abri de bien des souffrances.

Malheureuses filles, que de larmes, que de sanglots, quel désespoir, lorsqu'on a du confirmer leurs craintes !

Quelques unes, surexcitées par leur désespoir prennent la résolution de détruire le germe qu'elles portent dans leur sein. Feignant alors de ne pas croire entièrement à la réalité de leur malheur, elles vous demanderont, parfois à genoux, un remède qui rappelle le flux menstruel. Témoignez leur le sentiment de commisération que vous inspire leur triste position ; mais témoignez leur aussi votre horreur pour un crime dont la pensée les aurait sans doute effrayées si elles y avaient réfléchi;

dites leur les dangers de toute sorte auxquels elles s'exposeraient, et en les rappelant au sentiment de leur devoir, efforcez-vous de leur en rendre par vos paroles d'encouragements l'accomplissement plus facile.

Les relations des médecins avec les femmes qui sont appelées aux épreuves et aux devoirs de la maternité avant d'être épouses, peuvent être pour l'homme bienfaisant l'occasion de nombreux actes d'humanité.

Si parmi les filles grosses, il en est qui, mères dénaturées, ne se préoccupent nullement du sort de leur enfant, le plus grand nombre ne se résignent qu'avec peine à s'en séparer. Bien qu'elles aient commis une faute, elles ne sont pas toujours vicieuses. Les unes ont eu foi à une fausse promesse, les autres ont cédé à un moment d'égarement. Elles se repentent et désirent revenir à une vie sage et honnête.

Une fille grosse, qui voudrait conserver l'enfant qu'elle porte dans son sein, a-t-elle pris la résolution de s'en séparer parce qu'elle redoute la sévérité de ses parents et n'ose s'ouvrir à eux, offrez lui d'être son intermédiaire et cherchez à conserver ainsi à l'enfant une famille qui sera pour lui une protection et un frein. Vous lui épargnerez les privations et les souffrances auxquelles sont exposés plus que tous autres, les enfants trouvés, vous le préserverez des dangers si graves, pour leur moralité, de l'abandon et du dénûment.

Vous pourrez encore conserver une mère à son enfant, épargner à une mère un douloureux sacrifice en sollicitant l'aide de telle ou telle institution de bienfaisance pour celle que son peu de ressources déterminerait malgré elle à abandonner l'être auquel elle doit donner le jour. Combien de filles-mères, par leur dévouement pour leur enfant, par les sacrifices et les privations qu'elles s'imposent, par leur conduite exemplaire, ont amené l'opinion publique, pour elles si sévère, à leur accorder bienveillance et estime. Dieu seul sait ce qu'elles seraient devenues, ayant mis le pied déjà dans la mauvaise voie, si elles n'avaient été soutenues par la pensée d'un devoir à accomplir, d'un devoir cher à leur cœur.

Une fille-mère, jouissant de quelque aisance, refuse-t-elle d'avouer son enfant, dans la crainte de perdre son état, sa position, l'espérance d'un établissement, d'être flétrie par l'opinion publique, ou bien, de jeter le déshonneur sur sa famille, venez encore à son aide. Facilitez lui les moyens de le placer en nourrice, de l'élever sans révéler sa faute. La pensée de son enfant la rendra, elle aussi, sage et raisonnable, l'empêchera de tomber dans de nouvelles fautes et, plus tard, son enfant, lorsqu'elle l'avouera comme sien, pourra avoir pour elle de l'affection, de la reconnaissance et du respect.

Avez-vous lieu de croire que le père de l'enfant pourrait être amené à le *reconnaître*, à rendre l'honneur à la fille qu'il a séduite, ne craignez pas de faire auprès de lui une tentative officieuse. Accompagnée de prudence et de réserve, cette démarche ne saurait, en cas d'insuccès, entrainer pour vous aucun blâme, et quelle satisfaction n'éprouverez-vous pas si elle réussit.

Vous aurez accompli une bonne action, dont les effets bienfaisants ne sauraient être calculés.

Les passions, dont je viens de vous entretenir, s'observent dans toutes les classes ; l'ivrognerie, au contraire, semble ne plus guère exister que chez les ouvriers et les cultivateurs. Elle est pour bien des ménages une véritable calamité, une source incessante de misères et de maux.

L'argent que gagne un ivrogne passe au cabaret, sa femme et ses enfants languissent dans le dénûment, heureux encore quand ils ne sont pas battus. Les infirmités atteignent de bonne heure les ivrognes ; ils cessent jeunes encore d'être propres au travail et deviennent souvent une charge pour leur famille, toujours une source de mauvais exemples. Si les femmes, dans les classes pauvres, ont trop souvent une conduite irrégulière, n'est-ce pas fréquemment, parce qu'elles y ont été amenées par l'abandon de celui qui devait les protéger.

Quand vous serez appelés auprès d'un buveur se plaignant de crampes d'estomac, d'aigreurs, vous devez lui montrer dans l'habitude de la boisson la cause de ses souffrances ; dites lui que s'il ne se corrige pas, il sera atteint, tôt ou tard, d'une diarrhée qui le conduira au tombeau après de longs jours de douleurs. Souffre-t-il seulement d'une maladie accidentelle, ne vous croyez pas dispensé de lui faire des observations sur l'habitude de l'ivresse qui convertit souvent les affections les plus simples en maux intenses et de longue durée.

L'ivresse fréquente abrutit l'intelligence, détruit le sentiment de la dignité humaine ; essayez cependant de trouver dans le cœur des ivrognes quelque corde sensible. La bienveillance que vous mettez à les soulager, les dispose à vous écouter et peut-être un des sentiments que vous évoquerez, par exemple chez le père de famille, la crainte de ne pas être un jour respecté et écouté par ses enfants, d'en être le jouet, les ramènera à un genre de vie plus convenable.

Toutefois ne nous faisons pas illusion, l'ivrognerie est presque toujours incorrigible ; c'est donc surtout à prévenir ce malheureux défaut que vous devez vous appliquer. Un de vos clients est-il malade par suite d'un excès isolé, conjurez - le de ne pas retomber dans cette faute , montrez - lui les maux qu'entraîne l'ivresse habituelle ; insistéz sur le mépris que les honnêtes gens ont pour les ivrognes.

Mettez aussi les ouvriers en garde contre *le coup du matin*, en d'autres termes, contre la coutume de boire le matin à jeun, *pour se donner du cœur à l'ouvrage*, un petit verre d'eau-de-vie ou un verre de vin blanc.

Je vous ai entretenu, en ce chapitre, uniquement de misères, de misères physiques et morales ; je vous ai recommandé gravité et sévérité ; je ne veux pas, en le terminant, vous laisser sous une influence aussi triste. Disons donc quelques mots de ces familles d'ouvriers honnêtes et laborieux, comme nous en rencontrons souvent, Dieu en soit loué !

Lorsque la maladie de l'un de leurs membres, maladie qui ne sera jamais le résultat de la débauche, vous conduira en leur demeure, saluez amicalement cette bonne mère de famille qui tient proprement son ménage, qui élève avec soin ses enfants ; faites lui des compliments sur la propreté de celui-là, sur la bonne tenue de ceux-ci ; ne dédaignez pas de serrer cordialement la main calleuse de cet ouvrier à figure honnête, qui travaille diligemment pendant six jours de la semaine ; l'étreinte vigoureuse qui répond à votre serrement a quelque chose qui réjouit et réconforte le cœur. Que des paroles avenantes et gaies fassent épanouir ces fraîches figures de jeunes gens et d'enfants où le sourire aime à se jouer ; parlez leur de leur travail, de leurs projets d'avenir. Cet accueil amical, ces marques d'intérêt, leur venant d'un homme auquel son instruction donne une place honorable dans le monde, leur prouveront une fois de plus qu'une conduite régulière est, dans quelque position qu'elle se rencontre, un droit à la considération, et en les élevant à leurs propres yeux, elles seront pour eux un puissant encouragement à persévérer dans le bon chemin. L'honnête homme a besoin parfois pour persévérer qu'une voix amie, celle d'une personne qu'il estime, lui dise : c'est bien.

CHAPITRE VI.

DES DEVOIRS DU MÉDECIN

RELATIVEMENT AU MARIAGE.

> Les personnes infirmes ou portant dans leur sein les germes d'une maladie héréditaire, n'engendrent que des enfants chétifs ou malingres.
>
> Docteur DEVERGIE.

> Il est du devoir des médecins de prévenir les parents des suites funestes d'unions inconsidérées.
>
> Docteur FODÉRÉ.

A Sparte, à Lacédémone, dans l'ancienne Rome, républiques qui comprenaient la nécessité d'avoir des hommes forts et vigoureux, chez nos ancêtres les Gaulois, peuple guerrier, des règlements sévères sur les mariages conservaient dans la population la vigueur corporelle.

Aujourd'hui, la loi laisse les parents et les individus maîtres absolus des questions de santé relatives au mariage, et les uns et les autres ne recherchent guère que les convenances de position ou de fortune. S'inquiètent-ils de la santé? C'est dans la crainte de voir la maladie être un obstacle aux plaisirs du monde, ou bien, augmenter les dépenses et diminuer les salaires. Quant à la vigueur des enfants, on n'y pense pas. Aussi voyons-nous chaque jour s'accomplir des mariages dans des conditions telles que l'existence des époux sera continuellement troublée par la douleur d'avoir des enfants faibles, souffreteux, toujours malades, puis de les voir, après une existence languissante, périr par suite de quelques-unes de ces maladies, la phthisie pulmonaire, l'épilepsie, la carie des os, etc., dont ils ont apporté le germe en naissant.

L'instruction spéciale du médecin, la confiance que lui accordent les familles, la considération publique qui est attachée à ses fonctions, lui font une obligation de suppléer, dans la mesure de ses forces, à la réserve actuelle de la loi. Il doit, avec l'autorité que la science donne à ses paroles, s'efforcer de faire apprécier toute l'importance des conditions hygiéniques dont il faut tenir compte dans le mariage pour l'avenir sanitaire des enfants. Il doit, lorsque des parents lui font part du désir d'établir un membre de leur famille, appeler leur attention d'une manière générale sur les circonstances qui rendent le mariage nuisible aux conjoints et principalement sur celles qui donnent lieu à des générations faibles et maladives. Vous me permettrez de vous rappeler les principales :

l'âge trop précoce ou trop avancé des époux, ou seulement de l'un d'entre eux, la syphilis constitutionnelle, l'union entre proches parents, la préexistence ou l'existence actuelle dans la famille de plusieurs personnes atteintes de phthisie pulmonaire, de scrofules, de folie ou d'épilepsie.

Une tâche plus difficile et que le médecin ne doit pas cependant hésiter à remplir, c'est celle qui consiste à dire franchement son opinion, lorsqu'il a reconnu chez la personne qui le consulte, chez les jeunes gens au sujet desquels les parents lui demandent son avis, un état de santé originaire ou acquis, contraire au but final du mariage, la procréation d'enfants valides. Vos conseils, il est vrai, resteront le plus souvent infructueux ; mais vous aurez du moins la satisfaction d'avoir agi selon votre conscience.

Lorsque, malgré vos observations, vos clients persistent dans leur intention de se marier, devez-vous encore les guider dans le choix d'une alliance, afin d'atténuer le plus possible, pour leur progéniture, la disposition aux maladies héréditaires ? C'est l'avis émis par M. le docteur Devay, dans *l'Hygiène des Familles*. Ce médecin distingué pense que : « l'on peut parvenir à prévenir les maladies héréditaires et perfectionner l'espèce humaine, je me sers de ses expressions, par l'assortiment des mariages fondés sur l'antagonisme des tempéraments et des qualités physiques et morales. » Je ne le suivrai pas sur un terrain où, n'ayant pour guides que des données physiologiques insuffisantes, je rencontrerai des incertitudes à chaque pas, faites selon vos convictions.

Je vous ai parlé à peine de l'influence fàcheuse du mariage sur les personnes trop jeunes ou trop àgées, sur les phthisiques, du danger qu'entraîne la co-habitation avec les malades de ce genre, c'est que les inconvénients, pour les contractants, d'un mariage fait dans de mauvaises conditions, sont d'une importance qui paraît bien minime si on la compare à celle de ses effets désastreux qui sont relatifs à la santé des enfants et à la vigueur des générations. Ces inconvénients vous fourniront cependant un argument précieux à faire valoir auprès des personnes trop nombreuses qui ne considèrent que leur intérêt individuel et le moment présent.

CHAPITRE VII.

UTILITÉ DE L'INTERVENTION
DU MÉDECIN DANS LES FAMILLES
TOUCHANT L'ÉDUCATION DES ENFANTS

> Les diverses portions de la vie humaine sont solidaires les unes des autres.
>
> Docteur LÉVY.

> L'affection du vieux médecin pour les enfants ne se bornait pas à les caresser ; elle était moins stérile. Quand il était appelé dans une famille, il interrogeait toujours du regard la santé et la constitution de ses plus jeunes membres, et aucune considération ne l'empêchait de donner des conseils aux parents, quand il les croyait utiles.
>
> Docteur P.....

Vos conseils, semblables aux grains du semeur de l'Evangile, tomberont souvent en un mauvais terrain, seront étouffés ou annihilés par les mauvaises herbes, c'est-à-dire par l'insouciance, les préoccupations et les habitudes de la plupart des hommes. Ne vous découragez pas, une portion sera féconde en résultats et produira des fruits abondants. Tel sera le sort des conseils qui seront recueillis par la sollicitude des mères.

A peine la jeune mariée a-t-elle ressenti les premiers tressaillements de l'enfant qu'elle porte en son sein, qu'elle se demande et demande à tous les gens qui lui paraissent avoir, à ce sujet, quelque expérience, quels soins elle devra prodiguer à ce petit être sur lequel se concentrent déjà ses plus chères affections, ses plus constantes préoccupations. A vous, médecins, elle adressera d'abord cette question : « Dois - je nourrir mon enfant? »

Une femme est-elle faible, étiolée, sujette à dès éruptions de la peau ; a-t-elle les dents mauvaises ; soupçonnez-vous chez elle un vice héréditaire, etc., dissuadez la de nourrir, quelle que soit sa bonne volonté. Sinon, engagez-là à remplir ce devoir, lors même qu'un mari, une belle-mère, dans l'intention de lui épargner ou d'éviter eux-mêmes des peines et des veilles, vous auraient priés de lui donner le conseil de recourir à une nourrice. L'enfant sera bientôt le charme de la maison, l'objet des prévenances et des attentions de tous ; et nul lait ne saurait remplacer celui d'une mère quand elle est bien portante ; nuls soins ne peuvent être aussi bienfaisants que les siens.

Si l'allaitement d'un enfant est souvent très - pénible pour les jeunes mères, c'est, presque toujours, parce qu'elles ne savent pas s'acquitter de ce devoir avec une sage régularité. Aidez-les de vos conseils et ne craignez pas de vous occuper des détails les plus minutieux.

Veillez surtout à ce que les enfants soient tenus dans un appartement aéré, bien éclairé et très-propre.

Vous ne sauriez trop recommander les bains d'air, c'est-à-dire les promenades au dehors. Ce précepte est trop souvent oublié, principalement dans les classes aisées. Une femme ne se décide pas à sortir, à laisser sortir son enfant sans un changement de toilette. Ce soin préliminaire exige je ne sais combien d'heures, le temps nécessaire s'écoule, et souvent la mère et l'enfant restent à la maison, ou bien, la promenade ne dure que quelques instants. Combien les mères ont tort d'oublier que la santé est le plus bel ornement d'un enfant, et qu'un bel enfant est la plus riche parure d'une mère.

Je m'arrête ; vous signaler les points divers de l'éducation des enfants à propos desquels les parents auront besoin de vos instructions, ce serait une tâche longue et superflue. Inspirez - vous de vos études, de votre expérience et aussi des circonstances. Vous ne saurez, d'ailleurs, tout prévoir. Des mères m'ont souvent remercié avec effusion de leur avoir conseillé la lecture de quelqu'un de ces nombreux livres populaires écrits sur l'éducation de la première enfance. Choisissez un ouvrage simple, sans longueur et sans prétentions scientifiques. Ayez soin de le lire vous-mêmes une première fois, afin de pouvoir combler les lacunes et signaler à chaque mère les modifications que vous jugerez convenables selon la position des familles, les prédispositions héréditaires de l'enfant. Ces conseils, que les mères auront toujours

sous la main, les aideront à choisir entre les avis contra-
dictoires qui leur viennent de leurs parentes et voisines
et, ce qui souvent vaut mieux, leur serviront à n'en
suivre aucun.

Lors d'une visite à un malade, vous vous êtes assis
devant son foyer ; les enfants sortent de la cachette où
ils étaient allés se blottir à votre entrée, ou bien, ils
rentrent du dehors, accueillez-les avec bienveillance,
encouragez-les à s'approcher, souriez à celui - ci, faites
une caresse à celui-là ; laissez-les jouer autour de vous ;
la mère en sera touchée. Enhardie par votre condes-
cendance, elle vous consultera à propos de quelque *bobo*
sur lequel elle n'aurait pas osé appeler votre attention et
ce *bobo* sera souvent pour vous le point de départ de
conseils de la plus haute importance pour l'avenir de
l'enfant.

La tuméfaction légère des glandes du cou, la rougeur
des paupières, les écoulements persistants de l'oreille,
les éruptions croûteuses du cuir chevelu et de la face, etc,
sont les signes souvent précurseurs d'une constitution
héréditaire vicieuse, qui amènera plus tard, si elle n'est
améliorée ou changée, les tumeurs blanches des articu-
lations, la carie des dents et des os, les plaies du cou
à cicatrices difformes, la phthisie pulmonaire. Avertissez-
en les parents, toutefois en mettant dans les termes de
vos avis une prudente réserve, afin de ne pas les
blesser ; la susceptibilité des familles est grande sur ce
point.

Un régime hygiénique meilleur et approprié à l'état
de l'organisme qu'il s'agit de modifier, les bains de

mer et, pour les enfants auxquels l'emploi de ce dernier moyen est impossible, les bains froids dans de l'eau salée, les affusions froides, l'exercice au grand air, les médicaments iodés touchant lesquels je n'ai rien à vous apprendre, les boissons amères qu'il est donné à tous les parents de pouvoir employer, changent les dispositions natives des enfants. Leur jeune âge fait qu'il subissent davantage les bonnes comme les mauvaises influences.

Les enfants de votre malade sont naturellement forts, robustes et bien portants; hors du premier âge, ils n'ont plus besoin de soins minutieux de chaque jour; ne cessez pas cependant d'avoir de la sollicitude pour leur santé qui est exposée encore à bien des causes d'altération.

Dans la classe ouvrière, même avant que les enfants aient atteint la moitié de leur croissance, on les renferme dans des ateliers, on les assujettit à des travaux excessifs. L'exercice et un travail modéré augmentent les forces des jeunes gens; mais les travaux prématurés, pénibles ou de longue durée, produisent un effet tout opposé : ils les épuisent, ils empêchent ou retardent leur complet développement. Combien de maîtres d'ateliers, en même temps qu'ils exigent de leurs apprentis un travail au-dessus de leurs forces, ne leur donnent qu'une nourriture insuffisante. Combien encore est nuisible aux jeunes gens l'exemple de cette dégradante immoralité qui règne dans beaucoup d'ateliers, écoles de corruption où, n'entendant que des paroles ou des chansons déshonnêtes, ils ont plutôt fait l'apprentissage du vice que celui de leur métier.

Les enfants des classes riches ne sont guère mieux partagés. Les travaux prématurés et excessifs, on ne les exige pas de leurs bras, mais de leur intelligence. « A peine l'enfant sait-il bégayer la langue française, dit mon honorable confrère, le docteur Bertier, qu'il épèle le latin, qu'on lui donne des livres grecs et, lorsqu'il connait les rudiments du grec, viennent les mathématiques, l'histoire, la géographie, la minéralogie, la zoologie, etc., etc., (quant au temps des récréations, les élèves en consacrent une grande partie à l'étude des arts d'agrément). Les parents s'informent si leur enfant est le premier de sa classe, mais ils s'inquiètent peu de sa santé tant qu'elle n'est pas visiblement compromise.

« A-t-il seize ans, il faut qu'il soit bachelier, puis à l'âge où le corps prend sa dernière croissance, il se prépare aux écoles spéciales, végète à l'ombre d'un bureau ou d'un magasin.

« De là une puberté languissante, une faiblesse générale, qui le suivra dans la carrière qu'il doit parcourir et amènera des infirmités précoces. »

J.-J. Rousseau, dont les paroles énergiques ont délivré la première enfance des étreintes du maillot, a blâmé avec une égale force de logique cette autre espèce d'emmaillotement auquel on soumet dans les classes aisées la deuxième enfance et la jeunesse. « L'intention de la nature, dit-il, est que le corps se fortifie avant que l'esprit s'exerce. Les enfants sont toujours en mouvement, le repos et la réflexion sont l'aversion de leur âge ; une vie sédentaire et appliquée les empêche de croître et de profiter ; sans cesse renfermés dans une chambre avec des livres, ils perdent toute leur vigueur ; ils deviennent faibles, délicats, malsains et leur âme se ressent toute la vie du dépérissement du corps. »

Pourquoi l'Etat qui défend l'entrée des enfants dans les manufactures avant l'âge de douze ans, qui plus tard y limite la durée de leur travail, impose-t-il des études si précoces, si nombreuses dans les lycées où les enfans sont élevés sous sa direction ? Pourquoi fixe-t-il un maximum d'âge pour l'admission dans les écoles spéciales, etc ? Ne devrait-il pas, au contraire, s'occupant davantage du développement des forces physiques des enfants et afin de donner à leur corps le temps d'acquérir de la vigueur, répartir les études en un plus grand nombre d'années ; fixer un minimum d'âge au-dessous duquel l'on ne serait pas admis dans les lycées, et élever celui qui est exigé pour les écoles dites spéciales, pour le droit, la médecine et les diverses administrations.

Peut-être les anciens s'occcupaient-ils trop dans l'éducation de la jeunesse de développer la force corporelle, mais nous sommes tombés dans un extrême opposé ; nous donnons trop d'extension au développement intellectuel, ne tenant pas assez compte du vieil adage : *mens sana in corpore sano* ; nous oublions que la nature humaine réclame une double éducation, que le développement physique doit être en harmonie, pour reproduire une expression de M. le docteur Devay, avec le développement intellectuel.

Là encore, c'est à vous médecins qu'il appartient de suppléer à l'insuffisance de la loi, de corriger par vos conseils dans l'intérêt des individus, des familles et de l'Etat, l'influence des usages peu rationnels et par suite nuisibles à la santé ainsi qu'à la vigueur des jeunes générations.

CHAPITRE VIII.

COMMENT LE MÉDECIN DOIT DÉTRUIRE

LES ERREURS POPULAIRES EN MÉDECINE

ET ÉCLAIRER LES FAMILLES SUR LES RUSES DES CHARLATANS

> Gagnez la confiance, ayez du dévouement,
> pour prouver d'une manière éclatante que ce
> n'est pas votre intérêt que vous cherchez ;
> alors on vous croira ; le dévouement, voilà
> de tous les langages le plus persuasif.
>
> M. l'abbé MULLOIS.

Hyppocrate, dans son discours de *decenti ornatu*, a écrit : « Ne vous amusez pas à parler longuement devant des gens peu instruits ; ne leur dites que les choses strictement nécessaires. » Je crois au contraire avec mon savant confrère, le docteur Munaret, que l'ignorance des gens des classes inférieures est une raison de plus de leur parler, afin de les instruire.

« Le médecin de campagne, dit **M**. Munaret, doit converser familièrement avec les paysans. Est-il assis devant leur âtre rustique, c'est pour sa philanthropie une favorable occasion d'instruire ces bonnes gens, groupés silencieusement autour de son escabelle. Oh ! c'est alors que le ministère du médecin de campagne est sublime..... Il ébranle d'une main prudente le tronc de certains préjugés relatifs à la santé, et quand il le juge suffisamment ébranlé, d'une main ferme il l'arrache; il signale les coutumes nuisibles, la superstition qui les encroûte..... et si du bon grain qu'il a semé dans le champ inculte de leur intelligence, poussent quelques épis que la société pourra récolter : — voilà sa récompense. »

Tâchez donc de détruire les erreurs populaires, surtout celles qui sont relatives à la médecine et empêchent les malades de faire le traitement nécessaire au rétablissement de leur santé ; tâchez de mettre en leur jour les menées cupides de certains industriels spéculant sur les souffrances de leurs semblables.

Les erreurs populaires en médecine, les manœuvres du charlatanisme font plus de mal peut-être que vous ne seriez au premier abord tentés de le croire. Une coupure dont les bords rapprochés aussitôt et tenus réunis se seraient cicatrisés au bout de quelques heures, devient une plaie d'une durée indéterminée lorsqu'elle a été recouverte, selon un usage vulgaire, d'onguent ou d'herbes pilées. Combien de malades, déjà en convalescence, meurent d'une indigestion, victimes de ce préjugé qui leur conseille de manger pour reprendre des forces. Combien ne se présentent chez le médecin ou ne viennent frapper à la porte de l'hôpital qu'après avoir donné à leur maladie le temps de prendre une forme grave et avoir dépensé leur dernier sou en médicaments prônés par le charlatanisme.

Le langage de la science resterait inintelligible pour les gens du monde ; vous les convaincrez surtout par des raisonnements reposant sur des comparaisons empruntées aux choses qui sont à la connaissance de tous.

Opposez, par exemple, à ceux qui ont recours aux rhabilleurs ou rebouteurs une comparaison empruntée à Tissot : « On ne confie une montre pour la raccommoder qu'à celui qui a passé bien des années à étudier comment elle est faite, quelles sont les causes qui la font bien aller et qui la dérangent, et l'on ne craint pas de confier le soin de raccommoder la plus composée, la plus délicate et la plus précieuse des machines, le corps humain, à des gens qui n'ont pas la moindre notion de sa structure et de ses mouvements. Quelle singulière contradiction ! »

« Lorsque le vent a séparé du tronc une branche d'arbre, direz-vous au jardinier qui recouvre d'onguent une plaie récente produite par un coup de serpette maladroite, vous vous bornez à rapprocher et à maintenir en un contact immédiat les parties divisées. Vous vous gardez bien de rien mettre entre elles. Pourquoi agissez vous moins sagement pour vous mêmes. »

« Si une personne étrangère à votre profession, pourrez vous encore faire observer à un ouvrier malade se traitant à l'aide d'un ouvrage populaire de médecine, se vantait d'être habile en votre état, parce qu'il a lu un manuel des arts et métiers, vous ririez de sa folle prétention et vous auriez raison. Vous pensez que ce n'est pas tout de savoir comment il faut s'y prendre; il faut encore, pour bien faire, avoir *de la pratique*, soit de l'expérience. Comment dès lors êtes vous assez peu raisonnable pour croire, après avoir lu un ouvrage de médecine, être aussi habile qu'un médecin à connaître la nature des maladies et le traitement qu'il convient de leur opposer. En médecine, croyez moi, plus qu'en tout autre état, il ne s'agit pas seulement de faire, mais encore de bien faire. La moindre erreur peut entraîner les accidents les plus graves. »

Des explications qui dissiperaient le merveilleux apparent dont s'entourent quelques charlatans, seraient un obstacle à la crédulité. Les guérisseurs, dits médecins aux urines, auxquels l'on porte les urines d'un malade, disent, après les avoir examinées, quel est son âge, son sexe ; ils décrivent ses souffrances. Les somnambules à la vue des cheveux d'un patient accomplissent le même acte apparent de divination. Pourquoi, pensent les malades, dès le moment qu'ils reconnaissent ainsi les souffrances de celui qui souffre, n'auraient-ils pas la faculté de deviner les médicaments qui lui conviennent? Raisonnement tout à la fois juste et faux ; exact en apparence, il est faux en réalité parce que les médecins aux urines et les somnambules ne devinent rien. Répandez donc la connaissance des moyens artificiels par lesquels ils parviennent à tromper l'imagination populaire.

Une personne va-t-elle consulter un médecin *jugeur d'urines*, « Monsieur est occupé en ce moment, lui est il répondu, et on la fait attendre dans une antichambre; elle y trouve un autre individu qui lui aussi est censé être venu pour consulter. On cause ; on échange des confidences ; que peut-on faire de mieux en attendant? Le premier qui est venu est un compère ; il est introduit tout naturellement le premier dans le cabinet du médecin, et il l'instruit de l'objet de la visite du véritable consultant, lui communique ses confidences. Lorsque celui-ci entre à son tour, on examine néammoins avec une grande attention la fiole d'urine qu'il a apportée, on la regarde à travers la lumière, on l'agite, on la laisse reposer, on la regarde de nouveau, on la goûte même, puis on remplit notre homme d'admiration et de contentement en lui faisant l'histoire du malade et de sa maladie.

C'est là aussi un des procédés auxquels les somnambules, ceux qui font du magnétisme métier et marchandise, doivent leur talent divinatoire.

L'annonce de traitements par correspondance, de traitements dont le médecin n'est payé qu'après guérison est une des manœuvres des charlatans qui trompent le plus de malades. « Qu'est-ce que je risque, pense un malade, puisque je n'aurai à payer que dans le cas où je serai guéri ? Ce médecin aura certainement intérêt à me rendre la santé. » Apprenez-leur donc comment les charlatans de cette catégorie parviennent à réaliser d'énormes bénéfices tout en n'opérant aucune guérison. Les malades qui prennent leurs annonces au sérieux sont bientôt informés que les médicaments à employer ne peuvent être préparés qu'à **Paris**, par une pharmacie de confiance et on leur expédie contre argent comptant des remèdes n'ayant aucune valeur et qu'ils payent fort cher.

Les charlatans qui annoncent dans les journaux des consultations gratuites, battent également monnaie aux dépens de la crédulité du vulgaire, en vendant aux consultants une foule de remèdes. Les plus avisés ne les vendent pas eux-mêmes, mais ils écrivent leurs ordonnances de telle sorte qu'elles ne peuvent être comprises et exécutées que par des pharmaciens d'accord avec eux et leur faisant une remise considérable.

Les remèdes vendus par le charlatanisme sont toujours très chers. Citerai-je certains biscuits, drogue pitoyable à mon avis, lesquels coûtent douze francs la boîte et n'ont pas une valeur intrinsèque s'élevant à plus de cinquante centimes. Un remède vomito-purgatif qui jouit de quelque renommée, est composé de jalaps et d'émétique en solution dans du vin blanc ; un pharmacien qui le préparerait sur ordonnance d'un médecin, le vendrait, en faisant un bénéfice très-raisonnable, un franc à un franc cinquante centimes au plus ; il coûte six francs. Une injection brevetée se vend cinq francs; nul doute qu'un pharmacien ne trouverait ample bénéfice à vendre une préparation analogue au prix de soixante ou soixante quinze centimes.

Les frais considérables que coûtent aux charlatans des annonces continuellement renouvelées dans plusieurs journaux, donnent à présumer combien de gains plus ou moins honnêtes ils doivent réaliser pour avoir intérêt à continuer une pareille industrie.

A l'occasion d'un procès ayant eu lieu entre une office de publicité, maison de commission pour les annonces, et un oculiste allemand, résidant, il y a quelques années à Paris, il a été révélé que les articles de journaux où l'on faisait un éloge pompeux du talent et de l'habileté merveilleuse de ce dernier, avaient coûté, en trois ans, deux cent soixante neuf mille francs. Deux cent soixante neuf mille francs payés par un seul charlatan ! Jugez quelle subvention énorme la presse reçoit du charlatanisme médical et comprenez pourquoi elle le traite en enfant gâté, pourquoi elle lui prodigue les tartines élogieuses.

Les journaux qui s'attribuent la mission de répandre la lumière et de combattre l'erreur sont ainsi les aides, j'ai failli dire les complices, les plus dévoués du charlatanisme. Ce sont eux qui sonnent de la trompette.

Il est d'ailleurs tel charlatan qui publie à lui seul un journal ; un journal de médecine. Il a ainsi la faculté de se louer et de louer ses remèdes à son aise.

Mettez aussi vos malades en garde contre les réclames, espèces d'annonces déguisées sous la forme de compte-rendus par les académies, de lettres de reconnaissance écrites par des malades ayant été guéris, etc.;

mettez-les en garde contre les aliments brevetés vantés, à la troisième ou à la quatrième page des journaux, comme propres à rendre promptement des forces aux convalescents, tels que le racahout sans odeur des Arabes, la revalenta, l'ervalenta, (farine de lentille, dont le nom est tiré de *ervum lens* lentille), le palamoud des Turcs (aliment aussi inconnu des Turcs, soit dit en passant, que le précédent l'est en Arabie), du solanta ou semoule d'igname, du trésor de l'estomac, etc, etc ? Tous ces aliments sont composés de fécules n'ayant pas d'autres propriétés nutritives que la fécule de pommes de terre. Ceux que l'on trouve dans le commerce, ont souvent été fabriqués avec cette fécule, mélangés avec de la farine de maïs, de pois, de lentilles, etc.

Lorsque les malades, trompés par les prospectus et les réclames, par l'élévation des prix (2, 4 et jusqu'à 8 francs le demi-kilogramme au lieu de 50 centimes) font usage de ces substances alimentaires, parce que les croyant plus nutritives et plus fortifiantes que les aliments ordinaires, ils espèrent recouvrer plus vite leur vigueur, ils voient au contraire leur faiblesse augmenter par suite du peu d'éléments fortifiants qu'elles renferment réellement.

Un chimiste éminent, **M.** Payen, a calculé que pour fournir à l'estomac les éléments nutritifs contenus dans un kilogramme de pain, il faudrait prendre pour huit francs du palamoud des Turcs ou d'ervalenta, pour seize francs de racahout des Arabes ou de revalenta concentrée, etc.

Aujourd'hui le charlatan ne parade plus sur les

places publiques, il ne porte plus l'habit galonné ; il porte maintenant habit noir et en changeant d'habit, il a changé d'allures et de moyens de publicité. Les affiches, les annonces et les réclames ont remplacé la clarinette et la grosse caisse.

Il pénètre dans les salons du riche en singeant le langage académique, en se parant de médailles, en se recommandant de compte-rendus, de certificats ; il entre dans la mansarde de l'ouvrier avec des paroles de philanthropie ou de charité ; combattez-le donc et dans les salons et dans les mansardes.

Mettez à découvert ses allures et ses ruses ; faites-le avec franchise, sans ménagement, mais avec une grande modération dans les termes, afin que personne ne se méprenant sur les sentiments qui vous inspirent, ne puisse douter que vous n'agissiez, non dans votre intérêt propre, mais en vue de celui de vos semblables.

CHAPITRE IX.

INSTITUTIONS

DONT LE MÉDECIN DOIT S'EFFORCER DE RÉPANDRE LES BIENFAITS DANS LES FAMILLES.

> Il ne me coûtait pas plus de dire quelque
> chose d'utile que de dire des choses banales.
>
> (*Médecin de Campagne*, par Balzac.)

Un bienfait appelle un autre bienfait. Vous avez répondu par le zèle et le dévouement à la confiance des familles qui ont réclamé vos soins ; ce dévouement vous a attachés à elles ; vous les aimez pour le bien que vous leur avez fait. Vous montrent-elles affection et gratitude, vous y êtes sensibles et vous leur seriez volontiers reconnaissants, pour ainsi dire, de leur reconnaissance.

Un autre sentiment concourt à vous donner pour elles des pensées de bienveillance, vous avez eu à admirer par quel ordre, par quelle régularité, les familles d'ouvriers et de petits employés se défendent des atteintes de la misère qui est sans cesse à leur porte ; par quels sacrifices elles parviennent à élever leurs enfants. Vous seriez heureux de pouvoir encore venir à leur aide ; vous pourrez parfois réaliser ce désir en leur indiquant les institutions utiles que notre siècle a vu éclore, en les encourageant à y avoir recours.

Dans la demeure d'un ouvrier malade, vous voyez ses enfants âgés de trois à huit ans, passant toute la journée dans une chambre peu spacieuse, mal éclairée, ou ils peuvent à peine bouger sans être réprimandés, ou bien vous les rencontrez dans la rue courant, se battant, exposés aux accidents et aux mauvais coups, conseillez à leurs parents de les envoyer à la salle d'asile.

Le temps est-il pluvieux, ils jouent dans une salle vaste et bien aérée. Le temps est-il beau, ils courent, ils sautent, ils dansent au milieu d'un préau proprement sablé et exposé aux rayons du soleil. Ceux qui abusent de leur force sont momentanément tenus à l'écart, punition suffisante pour les corriger.

Les premières salles d'asile ont été créées à la destination des enfants de la classe ouvrière ; il en existe maintenant dans toutes les villes pour ceux des classes riches.

Les maladies auxquelles vous serez appelés à porter remède, vous mettront mille fois à même de recommander aux ouvriers, aux cultivateurs, aux employés de

bureaux, etc, de faire partie des *sociétés de prévoyance
ou de secours mutuels*.

Les sociétés de secours mutuels épargnent à leurs
membres les privations et la pénurie qui sont les tristes
suites de la maladie.

Elles accordent à chacun d'eux, lorsqu'il est malade,
une somme quotidienne, variant, selon les sociétés, de
un franc à un franc cinquante centimes.

Elles payent en outre ordinairement le médecin, le
pharmacien, les bains, etc.

Elles procurent au sociétaire décédé un enterrement
religieux et honorable.

Elles accordent des secours à sa veuve et à ses
enfants.

Et tous ces avantages sont donnés en échange d'une
cotisation mensuelle d'un franc à un franc cinquante
centimes ; cette somme prélevée sur le salaire du mois
ne peut être une cause de gène pour l'ouvrier qui
travaille, mais lorsqu'il garde le lit, un franc qu'il reçoit
chaque jour, en dehors d'autres secours, est une grande
ressource pour lui et sa famille.

Des médecins ont cru remarquer que la guérison est
plus prompte et la mortalité moindre parmi les ouvriers
malades appartenant à une société de prévoyance. Ils
donnent de ce fait une explication très simple :

Un sociétaire est-il indisposé, pouvant avoir recours
sans bourse délier, à un médecin payé par la société,
il ne laisse pas empirer son indisposition faute de conseils

éclairés ; il est moins porté à employer des remèdes de commères.

Est-il plus gravement atteint ? Il ne lutte pas avec la maladie ; il cesse plus tôt de travailler ; il n'a point à lésiner sur les visites du médecin, sur les médicaments. Un secours pécuniaire lui permettant, lorsqu'il est père de famille, de se faire soigner chez lui, la satisfaction d'être au milieu des siens, les soins affectueux qu'ils lui prodiguent, l'absence de toute inquiétude sur leur sort contribuent à sa guérison.

L'assistance qu'il continue à recevoir pendant sa convalescence l'empêche de trop se hâter de reprendre son travail ; elle lui épargne ainsi ces rechutes si fréquentes parmi les ouvriers, rechutes souvent plus dangereuses que la maladie première.

Médecins, vous apprécierez les avantages de ces sociétés qui vous permettront d'espérer chez les ouvriers une terminaison plus heureuse, plus prompte des maladies, qui vous mettront à même de faire aux malades le nombre de visites nécessaires, de leur donner tous les médicaments utiles à leur état, qui vous dispenseront de l'ennui d'avoir à demander à des familles peu aisées des honoraires, souvent gênants pour elles et toujours bien au-dessous des services rendus.

Le plus grand nombre des sociétés ont un abonnement annuel avec un ou plusieurs médecins ; elles payent une somme fixée d'avance par chaque sociétaire, qu'il soit malade ou non. Ce genre de rémunération est plus honorable ; il donne au médecin le moyen de faciliter l'existence bienfaisante de ces sociétés par des sacrifices compatibles avec la dignité médicale.

Les sociétés de secours mutuels réunissent leurs membres une ou deux fois par an en assemblée générale. Des médecins ont eu la bonne pensée d'y rendre compte du nombre des malades auxquels ils ont donné des soins, de la nature des maladies qui ont été les plus fréquentes parmi les associés et, après avoir exposé leurs causes et leur marche, de faire de ces données le point de départ ou la base de conseils hygiéniques, sur les imprudences et les écarts de régime le plus souvent nuisibles aux ouvriers. C'est peut-être un exemple à suivre.

Quelques sociétés ajoutent à leurs bienfaits par des œuvres accessoires. Plusieurs de ces œuvres viennent également en aide au médecin.

J'appellerai aussi votre attention sur les sociétés de patronage, les bibliothèques de bons livres, la caisse d'épargnes, la caisse des retraites, le prêt d'honneur, etc. Vous devez, en raison des services que ces institutions rendent à la classe laborieuse, non-seulement conseiller aux familles d'ouvriers d'y recourir, mais encore dans les familles riches, aux personnes d'intelligence et de loisir, de leur donner l'aide de leur bourse et de leur temps. Les ouvriers, dont elles ont en vue le bien être physique et moral n'ont pas toujours assez d'instruction pour pouvoir les diriger, et leurs occupations le leur permettraient rarement. Le dévouement charitable n'est pas d'ailleurs bienfaisant seulement pour celui qui en est l'objet, il l'est encore pour celui qui le pratique.

Combien de personnes des classes riches, pour lesquelles serait féconde en bienfaits l'assistance qu'elles donneraient aux sociétés utiles aux classes ouvrières ! Un grand nombre sont continuellement ennuyées, maladives, à raison de l'inutilité et de la futilité de leur vie. Eh bien ! elles trouveront dans la création ou l'administration des sociétés de secours mutuels, du prêt d'honneur, des bibliothèques de bons livres, des caisses d'épargnes, etc, une tâche utile, un but d'activité honorable et sérieux. « Les devoirs sont d'un grand avantage, dit **M.** le docteur Devay, pour ceux qu'ils régissent, à ne considérer les choses que sous le rapport de l'activité et de la santé. Ceux qui ont des devoirs, ont des points fixes dans l'indécision, des motifs inépuisables pour agir et l'on voit trop souvent les gens privés de devoirs, y suppléer en se créant des manies. Malheur à ceux qui vivent au jour le jour, à ceux auxquels le lendemain n'apporte point de devoirs à accomplir, une tâche à surmonter ; l'oisiveté les livre en entier à leurs impressions organiques et lorsque le moral en est là, l'hypocondrie est proche. »

Nombreux sont les jeunes gens qui par suite de leur désœuvrement se livrent à des écarts que la morale réprouve, que l'hygiène blâme comme nuisibles à la santé. Faites qu'ils aillent dépenser dans les œuvres utiles, de bienfaisance, dans le soulagement des pauvres, ce trop plein d'affection, cette exubérance de vie ; ils comprendront mieux le sérieux de l'existence, ils deviendront tout à la fois meilleurs, plus réguliers dans leur conduite et mieux portants.

Aux femmes appartient le soin des sociétés de secours mutuels spéciales à leur sexe, les salles d'asile, le patronage des jeunes filles, des orphelines, les sociétés des dames de Saint-Vincent, de la Miséricorde, etc.

CHAPITRE X.

CONSIDÉRATIONS

SUR LES MOBILES DE LA CONDUITE A TENIR

PAR LES MÉDECINS.

> C'est surtout dans la pratique de la méde-
> cine que l'homme doit se détacher de toute
> préoccupation de la personnalité et placer sa
> conduite sous la direction des sentiments
> les plus élevés.
>
> Docteur DEVAY.

En vous présentant la carrière médicale comme une profession exigeant un dévouement de tous les instans, je n'ai invoqué d'autre mobile que le sentiment du devoir, je ne vous ai montré d'autre récompense que le contentement de vous-mêmes ; c'est que je ne connais pas d'autres mobiles, d'autres récompenses plus à la hauteur de votre mission.

Je me rappelle la satisfaction intérieure que m'a fait éprouver la guérison de plusieurs de mes malades, alors que j'avais la conviction de les avoir arrachés par mes soins assidus, par mes recherches studieuses, à une mort presque certaine. Je me rappelle quelle peine j'ai eu parfois à ne pas mêler mes larmes à celles d'une mère me remerciant de lui avoir conservé son enfant, et je sens combien il y a de bonheur dans l'accomplissement d'un devoir.

Sans doute le soin des malades, pour lui appliquer les paroles de M. l'abbé Mullois, relatives à la visite des pauvres, a d'abord quelque chose de pénible, mais bientôt on s'y habitue, on s'y attache, on y trouve je ne sais quel attrait ; on se passionne parce que cette œuvre donne ces joies mystérieuses, profondes, qui sont la véritable vie de l'âme.

Combien de médecins, ayant acquis une fortune considérable, ont préféré jusqu'en leurs derniers jours, à l'exemple de Fouquier, de Dupuytren, de Récamier, les fatigues de l'étude et de l'exercice de la médecine, aux douceurs d'un repos honorable. Combien de médecins, étant parvenus à une position élevée, ont consacré, à l'exemple d'Huguet, d'Audry, les dernières années de leur vie à la médecine des pauvres, nous montrant par là que la plus douce récompense que le médecin puisse obtenir, est le sentiment laissé dans l'âme par le dévouement au malheur.

Le médecin sent, dans la pratique de sa profession, l'amour de l'humanité et l'idée du devoir dominer peu à peu les impulsions de l'égoïsme; Une vive sympathie

se fait entendre dans notre cœur en face des souffrances
et des misères de nos semblables. Peut-être aurions
nous un effort plus pénible à faire pour résister au
mouvement qui nous porte à les secourir que pour
vaincre notre penchant à l'égoïsme. Et quelle différence
dans les sentiments qui succèdent à l'une ou à l'autre
détermination ; d'une part l'estime de soi-même, de
l'autre un mécontentement intérieur.

La reconnaissance des malades est rarement, je
l'avoue, en rapport avec le dévouement du médecin.
Que lui importe s'il fait le bien en vue de son devoir.
Il sera alors peu sensible aux actes d'ingratitude ; ils
ne l'affligeront pas. L'ingratitude est loin d'ailleurs
d'être générale. La reconnaissance de mes malades,
qu'elle se soit traduite dans les classes élevées, en
expressions délicates et touchantes, ou bien, qu'elle se
soit manifestée dans les classes laborieuses en termes
naïfs et peu recherchés, aurait souvent suffi, en dehors
de toute autre satisfaction, pour me récompenser, bien
au delà de mon attente, des soins que j'avais donnés.
Le souvenir de ces témoignages de reconnaissance,
ceux qui m'arrivent parfois dans ma retraite, après de
longues années d'éloignement, me donnent encore,
au moment où j'écris ces lignes, une bien douce émo-
tion.

Considérons un instant la profession médicale au
point de vue des avantages matériels; eh bien! l'intérêt
de votre avenir parle le même langage que la loi morale.
Que le médecin soit dévoué, par exemple, pour les
malades pauvres et leurs bénédictions, tout en s'élevant

vers Dieu, parviendront aussi à l'oreille du riche. « Ce n'est pas une remarque d'aujourd'hui, à dit Cruveilher, la médecine des pauvres est pour le jeune médecin un moyen de se faire connaître, un intermédiaire presque obligé, pour arriver au salon de l'opulence. « Une fonction gratuite, a dit aussi Munaret à propos de la visite des hospices, amène tôt ou tard une fonction bien payée. »

Peu nombreux, il est vrai, sont les médecins qui parviennent à une haute position et recueillent de la fortune. Mais toujours, quand ils agissent honorablement, ils acquièrent de précieuses affections dans les rangs les plus élevés : personne n'a plus de vrais amis, ce bien si rare, que les médecins. Quelque humble que soit leur point de départ, ils jouissent d'une considération que la fortune ne donne pas toujours.

Un romancier célèbre, qui connaissait certainement le cœur humain, Balzac, nous montre un médecin de campagne faisant le bonheur des habitants de tout un pays en augmentant leur bien être, en déterminant leur amélioration morale ; il nous le représente aimé et respecté par tous. Peut-être, obéissant au sentiment d'enthousiasme naturel à la jeunesse, avez-vous envié le même sort? Il est entre vos mains. Pour augmenter le bien être physique et moral de ceux qui vous entourent, pour répandre le bonheur, pour être aimé et considéré de tous, vous n'avez nul besoin de la richesse que le romancier prête au docteur Benassis, vous n'avez nul besoin d'être maire, d'introduire dans le pays des industries nouvelles, des méthodes plus rationnelles d'agriculture ; la pratique de la médecine vous en offre à elle seule les moyens ; soyez médecins dévoués et bienfaisants.

Soyez médecins dévoués et bienfaisants, permettez moi de vous le dire, si vous croyez que l'homme a été créé en vue d'une autre destinée que la vie d'ici-bas. Car de même que le Christ nous montre un maître punissant le serviteur qui n'a pas fait fructifier le talent qui lui à été confié, de même vous aurez à rendre compte de la puissance de faire le bien qui vous à été donnée. — Soyez médecins dévoués et bienfaisants, laissez-moi vous le dire encore. — Et lorsque vous arriverez à la fin de votre journée, le souvenir des services rendus, du devoir religieusement accompli, vous en rendra les dernières heures moins tristes et les derniers moments moins redoutables.

TABLE DES MATIÈRES

www.ingramcontent.com/pod-product-compliance
Ingram Content Group UK Ltd.
Pitfield, Milton Keynes, MK11 3LW, UK
UKHW022044170726
13837UKWH00002B/775